U0641688

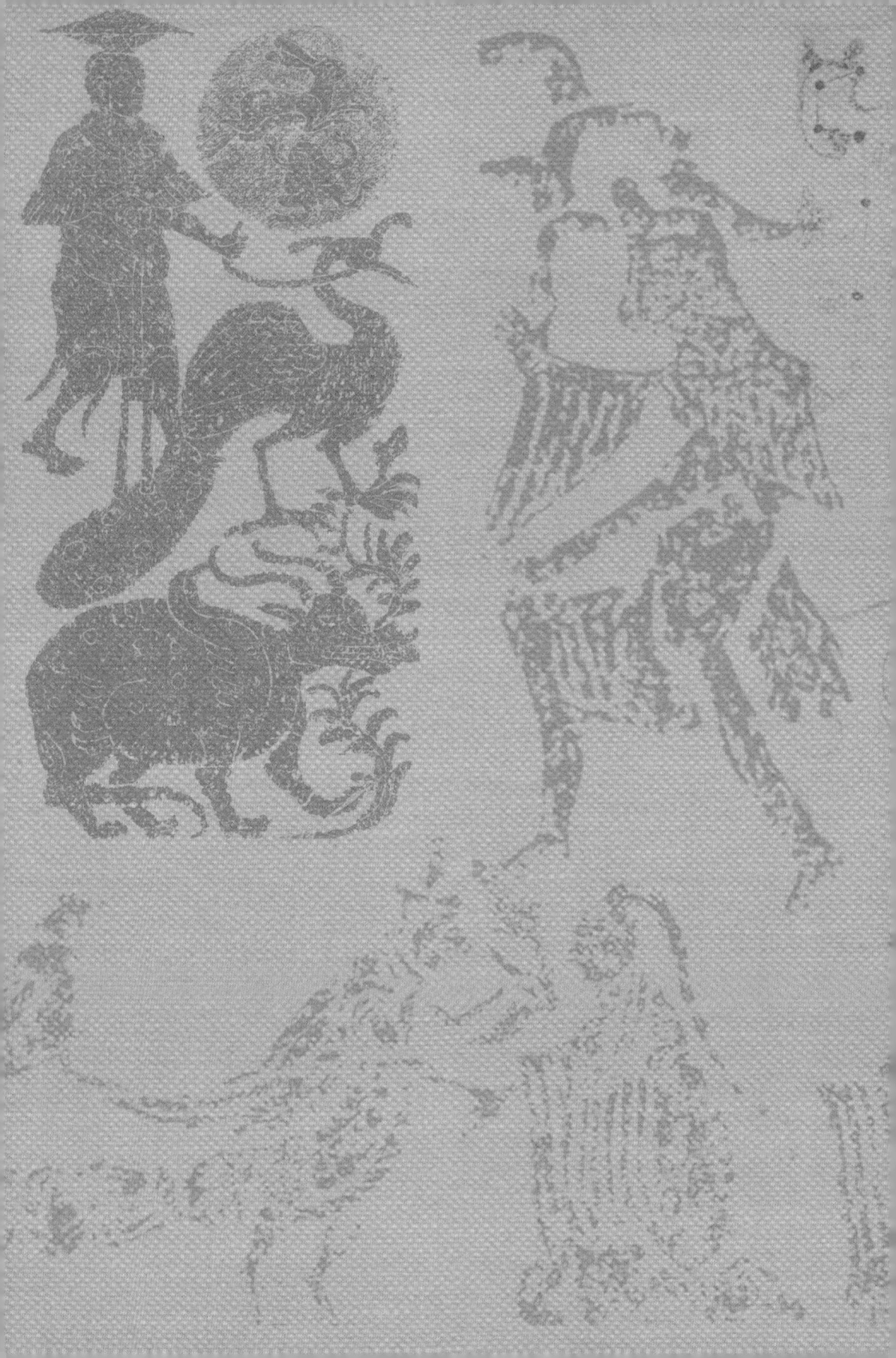

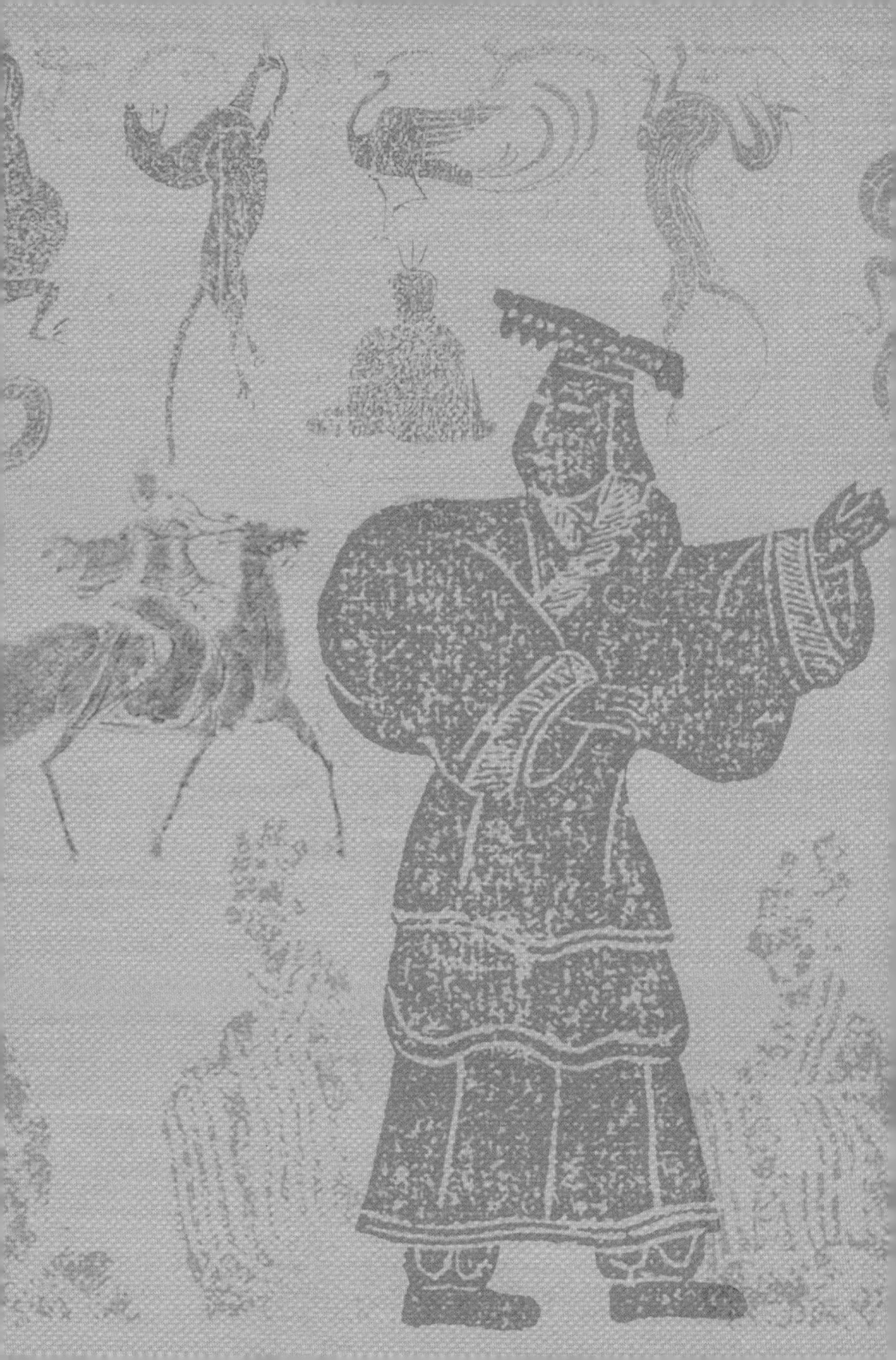

中国古医籍整理丛书

本草约言

明·薛己 辑

臧守虎 杨天真 杜凤娟 校注

中国中医药出版社

·北京·

图书在版编目（CIP）数据

本草约言/（明）薛己辑；臧守虎，杨天真，杜凤娟校注.
—北京：中国中医药出版社，2015.1（2024.8重印）
（中国古医籍整理丛书）
ISBN 978 - 7 - 5132 - 2164 - 1

Ⅰ.①本…　Ⅱ.①薛…②臧…③杨…④杜…　Ⅲ.①本草 –
中国 – 明代　Ⅳ.①R281.3

中国版本图书馆 CIP 数据核字（2014）第 281928 号

中 国 中 医 药 出 版 社 出 版
北京经济技术开发区科创十三街31号院二区8号楼
邮政编码　100176
传真　010 64405721
北京盛通印刷股份有限公司印刷
各地新华书店经销

＊

开本 710×1000　1/16　印张 15.25　字数 100 千字
2015 年 1 月第 1 版　2024 年 8 月第 2 次印刷
书　号　ISBN 978 - 7 - 5132 - 2164 - 1

＊

定价　45.00 元
网址　www.cptcm.com

如有印装质量问题请与本社出版部调换
版权专有　侵权必究
服务热线　010 64405510
购书热线　010 64065415　010 64065413
微信服务号　zgzyycbs
书店网址　csln. net/qksd/
官方微博　http：//e. weibo. com/cptcm
淘宝天猫网址　http：//zgzyycbs. tmall. com

国家中医药管理局
中医药古籍保护与利用能力建设项目
组织工作委员会

主 任 委 员 王国强

副 主 任 委 员 王志勇　李大宁

执 行 主 任 委 员 曹洪欣　苏钢强　王国辰　欧阳兵

执行副主任委员 李　昱　武　东　李秀明　张成博

委　　　　员

各省市项目组分管领导和主要专家

（山东省）武继彪　欧阳兵　张成博　贾青顺

（江苏省）吴勉华　周仲瑛　段金廒　胡　烈

（上海市）张怀琼　季　光　严世芸　段逸山

（福建省）阮诗玮　陈立典　李灿东　纪立金

（浙江省）徐伟伟　范永升　柴可群　盛增秀

（陕西省）黄立勋　呼　燕　魏少阳　苏荣彪

（河南省）夏祖昌　刘文第　韩新峰　许敬生

（辽宁省）杨关林　康廷国　石　岩　李德新

（四川省）杨殿兴　梁繁荣　余曙光　张　毅

各项目组负责人

王振国（山东省）　王旭东（江苏省）　张如青（上海市）

李灿东（福建省）　陈勇毅（浙江省）　焦振廉（陕西省）

蔡永敏（河南省）　鞠宝兆（辽宁省）　和中浚（四川省）

项目专家组

顾　问　马继兴　张灿玾　李经纬

组　长　余瀛鳌

成　员　李致忠　钱超尘　段逸山　严世芸　鲁兆麟
　　　　郑金生　林端宜　欧阳兵　高文柱　柳长华
　　　　王振国　王旭东　崔　蒙　严季澜　黄龙祥
　　　　陈勇毅　张志清

项目办公室（组织工作委员会办公室）

主　任　王振国　王思成

副主任　王振宇　刘群峰　陈榕虎　杨振宁　朱毓梅
　　　　刘更生　华中健

成　员　陈丽娜　邱　岳　王　庆　王　鹏　王春燕
　　　　郭瑞华　宋咏梅　周　扬　范　磊　张永泰
　　　　罗海鹰　王　爽　王　捷　贺晓路　熊智波

秘　书　张丰聪

前　言

　　中医药古籍是传承中华优秀文化的重要载体，也是中医学传承数千年的知识宝库，凝聚着中华民族特有的精神价值、思维方法、生命理论和医疗经验，不仅对于传承中医学术具有重要的历史价值，更是现代中医药科技创新和学术进步的源头和根基。保护和利用好中医药古籍，是弘扬中国优秀传统文化、传承中医学术的必由之路，事关中医药事业发展全局。

　　1949年以来，在政府的大力支持和推动下，开展了系统的中医药古籍整理研究。1958年，国务院科学规划委员会古籍整理出版规划小组在北京成立，负责指导全国的古籍整理出版工作。1982年，国务院古籍整理出版规划小组召开全国古籍整理出版规划会议，制定了《古籍整理出版规划（1982—1990）》，卫生部先后下达了两批200余种中医古籍整理任务，掀起了中医古籍整理研究的新高潮，对中医文化与学术的弘扬、传承和发展，发挥了极其重要的作用，产生了不可估量的深远影响。

　　2007年《国务院办公厅关于进一步加强古籍保护工作的意见》明确提出进一步加强古籍整理、出版和研究利用，以及

"保护为主、抢救第一、合理利用、加强管理"的方针。2009年《国务院关于扶持和促进中医药事业发展的若干意见》指出，要"开展中医药古籍普查登记，建立综合信息数据库和珍贵古籍名录，加强整理、出版、研究和利用"。《中医药创新发展规划纲要（2006—2020)》强调继承与创新并重，推动中医药传承与创新发展。

2003~2010年，国家财政多次立项支持中国中医科学院开展针对性中医药古籍抢救保护工作，在中国中医科学院图书馆设立全国唯一的行业古籍保护中心，影印抢救濒危珍本、孤本中医古籍1640余种；整理发布《中国中医古籍总目》；遴选351种孤本收入《中医古籍孤本大全》影印出版；开展了海外中医古籍目录调研和孤本回归工作，收集了11个国家和2个地区137个图书馆的240余种书目，基本摸清流失海外的中医古籍现状，确定国内失传的中医药古籍共有220种，复制出版海外所藏中医药古籍133种。2010年，国家财政部、国家中医药管理局设立"中医药古籍保护与利用能力建设项目"，资助整理400余种中医药古籍，并着眼于加强中医药古籍保护和研究机构建设，培养中医古籍整理研究的后备人才，全面提高中医药古籍保护与利用能力。

在此，国家中医药管理局成立了中医药古籍保护和利用专家组和项目办公室，专家组负责项目指导、咨询、质量把关，项目办公室负责实施过程的统筹协调。专家组成员对古籍整理研究具有丰富的经验，有的专家从事古籍整理研究长达70余年，深知中医药古籍整理研究的重要性、艰巨性与复杂性，履行职责认真务实。专家组从书目确定、版本选择、点校、注释等各方面，为项目实施提供了强有力的专业指导。老一辈专家的学术水平和智慧，是项目成功的重要保证。项目承担单位山东中医药大学、南京中医药大学、上海中医药大学、福建中医药大学、浙江省中医药研究院、陕西省中医药研究院、河南省中医药研究院、辽宁中医药大学、成都中医药大学及所在省市中医药管理部门精心组织，充分发挥区域间互补协作的优势，并得到承担项目出版工作的中国中医药出版社大力配合，全面推进中医药古籍保护与利用网络体系的构建和人才队伍建设，使一批有志于中医学术传承与古籍整理工作的人才凝聚在一起，研究队伍日益壮大，研究水平不断提高。

本着"抢救、保护、发掘、利用"的理念，该项目重点选择近60年未曾出版的重要古医籍，综合考虑所选古籍的保护价值、学术价值和实用价值。400余种中医药古籍涵盖了医经、基础理论、诊法、伤寒金匮、温病、本草、方书、内科、外科、女科、儿科、伤科、眼科、咽喉口齿、针灸推拿、养生、医案医话医论、医史、临证综合等门类，跨越唐、宋、金元、明以迄清末。全部古籍均按照项目办公室组织完成的行业标准《中医古籍整理规范》及《中医药古籍整理细则》进行整理校注，绝大多数中医药古籍是第一次校注出版，一批孤本、稿本、抄本更是首次整理面世。对一些重要学术问题的研究成果，则集中收录于各书的"校注说明"或"校注后记"中。

"既出书又出人"是本项目追求的目标。近年来，中医药古籍整理工作形势严峻，老一辈逐渐退出，新一代普遍存在整理研究古籍的经验不足、专业思想不坚定等问题，使中医古籍整理面临人才流失严重、青黄不接的局面。通过本项目实施，搭建平台，完善机制，培养队伍，提升能力，经过近5年的建设，锻炼了一批优秀人才，老中青三代齐聚一堂，有效地稳定了研究队伍，为中医药古籍整理工作的开展和中医文化与学术的传承提供必备的知识和人才储备。

本项目的实施与《中国古医籍整理丛书》的出版，对于加强中医药古籍文献研究队伍建设、建立古籍研究平台，提高古籍整理水平均具有积极的推动作用，对弘扬我国优秀传统文化，推进中医药继承创新，进一步发挥中医药服务民众的养生保健与防病治病作用将产生深远影响。

第九届、第十届全国人大常委会副委员长许嘉璐先生，国家卫生计生委副主任、国家中医药管理局局长、中华中医药学会会长王国强先生，我国著名医史文献专家、中国中医科学院马继兴先生在百忙之中为丛书作序，我们深表敬意和感谢。

由于参与校注整理工作的人员较多，水平不一，诸多方面尚未臻完善，希望专家、读者不吝赐教。

国家中医药管理局中医药古籍保护与利用能力建设项目办公室
二〇一四年十二月

许 序

"中医"之名立，迄今不逾百年，所以冠以"中"字者，以别于"洋"与"西"也。慎思之，明辨之，斯名之出，无奈耳，或亦时人不甘泯没而特标其犹在之举也。

前此，祖传医术（今世方称为"学"）绵延数千载，救民无数；华夏屡遭时疫，皆仰之以度困厄。中华民族之未如印第安遭染殖民者所携疾病而族灭者，中医之功也。

医兴则国兴，国强则医强。百年运衰，岂但国土肢解，五千年文明亦不得全，非遭泯灭，即蒙冤扭曲。西方医学以其捷便速效，始则为传教之利器，继则以"科学"之冕畅行于中华。中医虽为内外所夹击，斥之为蒙昧，为伪医，然四亿同胞衣食不保，得获西医之益者甚寡，中医犹为人民之所赖。虽然，中国医学日益陵替，乃不可免，势使之然也。呜呼！覆巢之下安有完卵？

嗣后，国家新生，中医旋即得以重振，与西医并举，探寻结合之路。今也，中华诸多文化，自民俗、礼仪、工艺、戏曲、历史、文学，以至伦理、信仰，皆渐复起，中国医学之兴乃属必然。

迄今中医犹为国家医疗系统之辅，城市尤甚。何哉？盖一则西医赖声、光、电技术而于20世纪发展极速，中医则难见其进。二则国人惊羡西医之"立竿见影"，遂以为其事事胜于中医。然西医已自觉将入绝境：其若干医法正负效应相若，甚或负远逾于正；研究医理者，渐知人乃一整体，心、身非如中世纪所认定为二对立物，且人体亦非宇宙之中心，仅为其一小单位，与宇宙万象万物息息相关。认识至此，其已向中国医学之理念"靠拢"矣，虽彼未必知中国医学何如也。唯其不知中国医理何如，纯由其实践而有所悟，益以证中国之认识人体不为伪，亦不为玄虚。然国人知此趋向者，几人？

国医欲再现宋明清高峰，成国中主流医学，则一须继承，一须创新。继承则必深研原典，激清汰浊，复吸纳西医及我藏、蒙、维、回、苗、彝诸民族医术之精华；创新之道，在于今之科技，既用其器，亦参照其道，反思己之医理，审问之，笃行之，深化之，普及之，于普及中认知人体及环境古今之异，以建成当代国医理论。欲达于斯境，或需百年欤？予恐西医既已醒悟，若加力吸收中医精粹，促中医西医深度结合，形成21世纪之新医学，届时"制高点"将在何方？国人于此转折之机，能不忧虑而奋力乎？

予所谓深研之原典，非指一二习见之书、千古权威之作；就医界整体言之，所传所承自应为医籍之全部。盖后世名医所著，乃其秉诸前人所述，总结终生行医用药经验所得，自当已成今世、后世之要籍。

盛世修典，信然。盖典籍得修，方可言传言承。虽前此50余载已启医籍整理、出版之役，惜旋即中辍。阅20载再兴整理、出版之潮，世所罕见之要籍千余部陆续问世，洋洋大观。

今复有"中医药古籍保护与利用能力建设"之工程，集九省市专家，历经五载，董理出版自唐迄清医籍，都 400 余种，凡中医之基础医理、伤寒、温病及各科诊治、医案医话、推拿本草，俱涵盖之。

　　噫！璐既知此，能不胜其悦乎？汇集刻印医籍，自古有之，然孰与今世之盛且精也！自今而后，中国医家及患者，得览斯典，当于前人益敬而畏之矣。中华民族之屡经灾难而益蕃，乃至未来之永续，端赖之也，自今以往岂可不后出转精乎？典籍既蜂出矣，余则有望于来者。

　　谨序。

第九届、十届全国人大常委会副委员长

许嘉璐

二〇一四年冬

王 序

中医学是中华民族在长期生产生活实践中，在与疾病作斗争中逐步形成并不断丰富发展的医学科学，是中国古代科学的瑰宝，为中华民族的繁衍昌盛作出了巨大贡献，对世界文明进步产生了积极影响。时至今日，中医学作为我国医学的特色和重要医药卫生资源，与西医学相互补充、相互促进、协调发展，共同担负着维护和促进人民健康的任务，已成为我国医药卫生事业的重要特征和显著优势。

中医药古籍在存世的中华古籍中占有相当重要的比重，不仅是中医学术传承数千年最为重要的知识载体，也是中医为中华民族繁衍昌盛发挥重要作用的历史见证。中医药典籍不仅承载着中医的学术经验，而且蕴含着中华民族优秀的思想文化，凝聚着中华民族的聪明智慧，是祖先留给我们的宝贵物质财富和精神财富。加强对中医药古籍的保护与利用，既是中医学发展的需要，也是传承中华文化的迫切要求，更是历史赋予我们的责任。

2010 年，国家中医药管理局启动了中医药古籍保护与利用能力建设项目。这既是传承中医药的重要工程，也是弘扬优秀民族文化的重要举措，不仅能够全面推进中医药的有效继承和创新发展，为维护人民健康做出贡献，也能够彰显中华民族的璀璨文化，为实现中华民族伟大复兴的中国梦作出贡献。

相信这项工作一定能造福当今，嘉惠后世，福泽绵长。

国家卫生与计划生育委员会副主任

国家中医药管理局局长

中华中医药学会会长

王国强

二〇一四年十二月

马 序

新中国成立以来，党和国家高度重视中医药事业发展，重视古籍的保护、整理和研究工作。自 1958 年始，国务院先后成立了三届古籍整理出版规划小组，分别由齐燕铭、李一氓、匡亚明担任组长，主持制订了《整理和出版古籍十年规划（1962—1972）》《古籍整理出版规划（1982—1990）》《中国古籍整理出版十年规划和"八五"计划（1991—2000）》等，而第三次规划中医药古籍整理即纳入其中。1982 年 9 月，卫生部下发《1982—1990 年中医古籍整理出版规划》，1983 年 1 月，保证了中医古籍整理出版办公室正式成立，中医古籍整理出版规划的实施。2002 年 2 月， 《国家古籍整理出版"十五"（2001—2005）重点规划》经新闻出版署和全国古籍整理出版规划领导小组批准，颁布实施。其后，又陆续制定了国家古籍整理出版"十一五"和"十二五"重点规划。国家财政多次立项支持中国中医科学院开展针对性中医药古籍抢救保护工作，文化部在中国中医科学院图书馆专门设立全国唯一的行业古籍保护中心，国家先后投入中医药古籍保护专项经费超过 3000 万元，影印抢救濒危珍、善、孤本中医古籍 1640 余种，开展了海外中医古籍目录调研和孤本回归工作。2010 年，国家财政部、国家中医药管理局安排国家公共卫生专项资金，设立了"中医药古籍保护与利用能力建设项目"，这是继 1982～1986 年第一批、第二批重要中医药古籍整理之后的又一次大规模古籍整理工程，重点整理新中国成立后未曾出版的重要古籍，目标是形成并普及规范的通行本、传世本。

为保证项目的顺利实施，项目组特别成立了专家组，承担咨询和技术指导，以及古籍出版之前的审定工作。专家组中的许多成员虽逾古稀之年，但老骥伏枥，孜孜不倦，不仅对项目进行宏观指导和质量把关，更重要的是通过古籍整理，以老带新，言传身教，培养一批中医药古籍整理研究的后备人才，促进了中医药古籍保护和研究机构建设，全面提升了我国中医药古籍保护与利用能力。

作为项目组顾问之一，我深感中医药古籍保护、抢救与整理工作的重要性和紧迫性，也深知传承中医药古籍整理经验任重而道远。令人欣慰的是，在项目实施过程中，我看到了老中青三代的紧密衔接，看到了大家的坚持和努力，看到了年轻一代的成长。相信中医药古籍整理工作的将来会越来越好，中医药学的发展会越来越好。

欣喜之余，以是为序。

中国中医科学院研究员

马继兴

二〇一四年十二月

校注说明

薛己（1487—1559），字新甫，号立斋。吴县（今江苏苏州）人。出身世医之家，父薛铠乃一代名医，明弘治年间征为太医院医士，著有《保婴撮要》八卷问世。薛己幼承家训，精研医术，兼通内、外、妇、儿各科，名著一时。正德元年（1506）补为太医院院士，九年（1514）擢升为御医，十四年（1519）授南京太医院院判，嘉靖九年（1530）以奉政大夫南京太医院院使致仕归里。薛己学术思想受张元素、李杲、钱乙等影响较大，在前人经验及个人研究基础上，自立一家之言，融脾胃学说与肾命水火学说于一炉，重视先后二天的辨证，临床用药倡导温补，治疗尤以外科见长。著述甚丰，自著《内科摘要》《外科枢要》《女科撮要》《疠疡机要》等十余种，校注、校勘《妇人良方大全》《小儿药证直诀》《十四经发挥》等十余种。

《本草约言》四卷，成书年代不详。卷一、卷二为《药性本草约言》，分草、木、果、菜、米谷、金石、人、禽兽、虫鱼等九部，共收药 285 种，每药主要记述功效及用药法。卷三、卷四为《食物本草约言》，分水、谷、菜、果、禽、兽、鱼、味八部，共收物品 391 种，多为日常食物，每一物品注出性味功效，间或记有物品形态、产地，内容与元·贾铭《饮食须知》、元·李杲（明·钱允治补订）《食物本草》、明·卢和《食物本草》、明·汪颖《食物本草》、明·吴禄《食品集》、明·佚名氏《食物本草》、清·朱本中《饮食须知》等多种本草文献大同小异。

是书原题明·薛已编辑，然张志斌先生以今存明刊本《薛氏医按二十四种》《薛氏医按十六种》《家居医录》等丛书中，均不见收录是书；李时珍《本草纲目》引用了薛氏之书，但却未著录其本草著作；《药性本草约言》大量引用皇甫嵩于明万历六年（1578）所撰的《本草发明》，其时已距薛已逝世20年；多将其中常见的"又云（曰）""一云"妄改为"江云"；《食物本草约言》中"然人之身，阳常有余，阴常不足，阳足而复补阳，阴益亏矣"（禽部五结语）、"常见人食犬者，多致病，南人为甚。大抵人之虚，多是阴虚，犬肉补阳，世俗往往用此，不知其害，审之"（兽部六"狗肉"条）等语明显地反映出滋阴主张，而作为温补派的薛已其他著作中常见的"命门""元阳""温补"之类术语在此书中一概不见等，考定是书为后人托名薛已之辑，《食物本草约言》实源出于卢和初撰、后经汪颖编类增补的《食物本草》（详张志斌《明〈食物本草〉作者及成书考》，《中医杂志》2012年9月第53卷第18期）。

清·皮锡瑞《经学通论·书经》曾云："伪孔《古文尚书》自宋至今，已灼知其伪矣，而犹相承不废，是亦有故。"《本草约言》虽为托名之辑，然除其中妄改"又云（曰）""一云"为"江云"外，无其他妄改的内容；且"又云（曰）""一云"与"江云"同样，都没有为我们提供更明确的引文来源，不会对文本的理解产生更大的障碍；进而言之，上述与卢、汪《食物本草》大同小异的多种本草文献其实也是承袭前人而增改、删节的沽名之作，不能因此而一概打入冷宫。同样，是书虽未必有"其径捷，其功逸，其神不劳，寓目之余，条分缕指，无不备具"（《药性本草约言序》）之全功，但毕竟也有其可取之处，有其存在的价值，故此一并予以整理。

现存主要版本有日本万治三年庚子（1660）田原二左卫门刻本、明刊本。明刊本不著刻书年月，目录不完整，只卷一"草部"列三级目录，二级目录亦只列至卷四"兽部"，且目录中所计药物数量与正文所载多有不符，目录后节录《医学启源》之《药性旨要》《脏气法时补泻法》《用药各定分两》《药性生熟用法》《药用根梢法》诸文，卷二"金石部"缺"硼砂""珍珠""胆矾""水银""轻粉""铁浆""金箔""食盐"八条，卷四"兽部"缺"獐肉""麋肉""貒猪肉""豪猪肉""兔肉""驴肉"六条，"酥"条缺"无食尽饱"以下文字。相较之下，日本万治三年庚子（1660）田原二左卫门刻本目录虽也有讹误，然内容完整，总体上优于明刊本。

故本次校注整理以中国医学科学院藏日本万治三年庚子（1660）田原二左卫门刻本为底本，以中国中医科学院藏明刊本（简称"明本"）为主校本，以《重修政和经史证类备用本草》（简称《政和本草》）《本草发明》《本草蒙筌》《本草衍义》等相关医籍为他校本。卷三、卷四《食物本草约言》部分另以明·卢和《食物本草》隆庆五年（1571）一乐堂后泉书舍重刊本（简称"卢本"）、明·胡文焕精抄本《食物本草》（简称"精抄本"）、明·彩绘本《食物本草》（简称"彩绘本"）、明·钱允治补订校刻本《食物本草》（简称"钱本"）为参校本。校注整理中遵循以下原则：

1. 底本原为繁体竖排，今改为简体横排，并以现代汉语标点符号进行标点。遇有间隔符号"〇"多回行另起，若因回行阻断文义者，则不遵此例。

2. 底本有误，据校本改之；底本与校本文字互异，但于义皆通，底本不改，出校存异；底本与校本虽文字上有出入，但无碍于文义的理解，不改、不补、不删。

3.《食物本草约言》部分妄改"又云（曰）""一云"为"江云"之处，本应据校本改回，然鉴于《药性本草约言》部分无版本依据可改，或改或不改，有体例不一之嫌，故除其中"江曰：肉虽多……"一处明显有违事实而改外，其他皆保持原貌，同时亦以证其为托名之作，读者但心知可矣。

4. 底本文字属一般笔画之误，如属"太""大"混淆，"己""已""巳"混淆，"但"误作"佀"，予以径改，不出校。

5. 底本中"归"多写作"皈"，"药"多写作"荼"，统一以规范字律齐，如"皈"改回"归"、"荼"改回"药"，不出校。

6. 底本中的异体字，如"痹"与"痹"、"羶"与"膻"，统一以规范字律齐，如"痹"改为"痹"、"羶"改为"膻"，不出校。

7. 底本中后世习用的古字，保留原文不改，于首见处出注说明，并征引书证。如"煎浓汁洗之立差"之"差"字，为"瘥"之古字，注为"差（chài 瘥）：'瘥'的古字，病愈。《广韵·卦韵》：'差，病除也。'"

8. 底本中的通假字，保留原文不改，于首见处出注说明，并征引书证。如"班：通'斑'。《说文解字注·文部》：'斑者……又或假班为之。'"

9. 底本中个别模糊不清、难以辨认的字，代之以"□"。因竖排改为横排之故，底本中原表示"以上"意义的"右"字径为"上"字，不出校。

10. 底本中的生僻字、歧义字、疑难字、引文酌情于首见处音注、义注，并征引书证。如"差（chā 插）：颇。《汉书·匈奴传下》：'从塞以南径深山谷，往来差难。'"

11. 目录据校勘后的底本正文重新提取，标题原注小字回行另起、不上目录，标题附药之名小字上目录；底本中汉字旁注日本片假名不录；明本节录《医学启源》之文不录。

12. 各卷下"古吴薛己编辑，武林燕志学校正"及各卷末"《药性本草约言》卷一终""《药性本草约言》卷二终""《食物本草约言》卷三终""《食物本草约言》卷四终"等字样并删。

序

　　夫人凭车而历坦道，登舟而泛安澜，情与境俱适。逮至临太行孟门①、瞿塘滟滪②，则靡不惕然惊，而又辐脱焉，辔委焉，橹折而帆破焉，则其呼号必倍，而垂援也必力，何也？安危异也。故古先圣人，惟稷③教稼，惟契④明伦，而神农氏⑤独于洪荒已⑥前，举凡若草、若木、若虫鱼玉石之类，无不备尝而昭示之，宁舍教养而为此不急之务哉！诚旷观天下，业已茹毛饮血，老死不相往来，一切经纶徐听之异日，而独是风者、寒者、暑者、湿者与夫喜、怒、忧、思、悲、惊、恐者，氓之蚩蚩⑦，何所不有？须臾之间，生死判焉，而得不力为垂援其如此呼号望救者何哉？故医之道，倍急于教养而功亦与稷、契等，昔人称山中相业，良不诬也。自是陶弘景而后，增补非一，

---

　　① 太行孟门：太行山白陉（山间通道）山口。太行白陉连通山西陵川与河南辉县，绵延百里，山高谷深，地势险峻。此喻山路险峻。

　　② 瞿塘滟滪：长江瞿塘峡口的滟滪堆，又名犹豫石，俗称燕窝石，夏季洪水暴发，江水直奔滟滪堆，狂澜腾空而起，涡流千转百回，形成滟滪回澜奇观，易致船沉人亡事故。此喻水路险凶。

　　③ 稷：周人始祖，名弃，好稼穑，舜帝举以掌农事，天下得其利。《尚书·舜典》："帝曰：弃，黎民阻饥，汝后稷，播时百谷。"故后世又称为"后稷"。

　　④ 契：商人始祖，佐夏禹治水有功，舜帝举以掌教化。《尚书·舜典》："帝曰：契，百姓不亲，五品不逊。汝作司徒，敬敷五教，在宽。"

　　⑤ 神农氏：传说中的远古帝王，相传其尝百草、发明药物。《淮南子·修务训》："于是神农乃始教民播种五谷……尝百草之滋味，水泉之甘苦，令民知所避就。当此之时，一日而遇七十毒。"

　　⑥ 已：同"以"。《正字通·已部》："已与㠯古共一字，隶作㠯、以。"

　　⑦ 氓之蚩（chī吃）蚩：语出《诗·卫风·氓》，百姓无知敦厚貌。

有所谓唐本、蜀本计一十六家，而言亦弥广。余生也晚，幸秘籍无不发之藏，故余得游息其间，积有年所，时就本草中辑其日用不可缺者分为二种，且别以类，志约①也。韦编几绝，丹黄班②驳不复识，因思神农生人之泽昭垂万祀，而全本浩汗③难竟，则斯帙也，其径捷，其功逸，其神不劳，寓目之余，条分缕指，无不备具。所谓开卷一读，生气满堂者，其在斯乎？因命曰《约言》，公之海内，庶几案头箧际可披可携，一切苦卷帙之繁者，不至尘封简蠹矣乎！嗣是求之《素问》《灵枢》诸书，不可谓非登高行远之助云。不然，险巇④在前，风波在后，而弃尔辅⑤、舍尔楫，将车覆康庄、舟横野渡矣。冀其终逾绝险、转危为安也，有是理哉？今天下司农、司铎，盖不乏人，而神农一任，所系尤急，则翼斯人于不死，而因以仰赞稷、契之功，端在是矣，毋曰非博观也而忽之。

古吴薛己立斋甫题

---

① 志约：记录精要。志，记录。《一切经音义》卷十六引《字诂》："志，记也。"约，简要、精要。《史记·屈原贾生列传》："其文约，其辞微，其志洁，其行廉。"

② 班：通"斑"。《说文解字注·文部》："斑者……又或假班为之。"

③ 浩汗：同"浩瀚"，水盛大貌。曹丕《济川赋》："漫浩汗而难测，眇不睹其垠际。"此喻卷帙浩繁。

④ 险巇（xī 西）：道路艰险崎岖。

⑤ 辅：车轮外旁用来夹毂以增强轮辐载重力的直木。《诗经·小雅·正月》："无弃尔辅，员于尔辐，屡顾尔仆，不输尔载，终逾绝险。"

目 录

本草约言

二

卷之四

卷之一

草部一百三十四种

人参

味甘、微苦，气温、微寒，无毒，阳中微阴，可升可降。生津液而止渴，益元气而和中。运用之性颇缓，补益之性尤充。但虚火可御，而实火难用。以其甘能生血，故有通脉之功。人以形言。参者，参也。补人元气，有参赞之功。人参和细辛可久留不蛀。人参但入肺经，助肺气而通经活血，乃气中之血药也。《补遗》所谓入手太阴而能补阴火者，正此意。生脉散用之，亦以其通经活血，则动脉自生。古方解散药及行表药中多用此者，亦取其通经而走表也。其云肺寒用之者，盖以肺寒则血脉濡滞而行迟，假参之力而通经，血活则元气发生而充长矣。肺热伤肺者，盖其肺热则气血激行，再加通迅，则助其激速，而肺气不能无耗损矣。又补上焦元气，须升麻为引用。与黄芪同用，则助其补表。与白术同用，则助其补中。与熟地同用，而佐以白茯苓，则助补下焦而益肾。医者但泥于作饱而不敢用，盖不知少服则滋壅不行，多则反宣通而不滞矣。然与藜芦相反。又当去芦用，不去令人吐。

又云：肺热宜沙参。盖沙参味苦微寒，能补五脏之阴，而人参则补五脏之阳故也。

按《集要》注云：肺受寒邪及短气虚喘宜用，肺受火邪喘嗽及阴虚火动、劳嗽吐血勿用。盖人参入手太阴而能补火，故肺受火邪者忌之。此说固是，然安知寒热之中犹有虚实之别也？肺中实热忌之固宜，肺中虚热用亦何害！况东垣有言，人参、黄芪、甘草三味，退虚火之圣药也。

丹溪亦云：虚火可补，参、术之类是也。以此观之，若退虚火，岂寒凉助水之药可制？必资甘温补阳之剂补足元阳，则火自退耳，正《经》所谓温能除大热是也。大抵人参补虚，虚寒可补，虚热亦可补。气虚宜用，血虚亦宜用。但恐阴虚火动，劳嗽吐血病久虚甚者，不能抵当其补耳，非谓不可补也。如仲景治亡血脉虚，非不知动火也。用此以补之，谓气虚血弱，补气则血自生，阴生于阳，甘能生血故也。葛可久治劳瘵大吐血后，亦非不知由火载血上也。用此一味煎服，名曰独参汤。盖以血脱，须先益其气耳。丹溪治劳嗽火盛之邪，制琼玉膏以为之君，或此单熬，亦曰人参膏类，服后肺火反除，嗽病渐愈者，又非虚火可补之明验耶？不特此也。

古方书云：诸痛不宜服参、芪。此亦指暴病气实者而言。若久病气虚而痛，何当拘此？东垣治中汤同干姜用，治腹痛吐逆者，亦谓里虚则痛，补不足也。东垣以参、芪、甘草为退火圣药。盖火与元气不两立，补足元阳，虚火自退耳。忌五灵脂。

黄芪

味甘，气微温，无毒，阳也，可升可降，入手少阳经及手、足太阴经。温肉分而实腠理，益元气而补三焦，内托阴症之疮疡，外固表虚而汗出。补阴气内损之脉虚，治阳气下陷之热炽。黄芪虽属内、外、三焦通用之药，其实托里固表为专，而补中益气兼之。种有三品，惟绵芪极佳。世采苜①蓿根假充谋利，不知此坚脆味苦，能令人瘦；绵芪柔软味甘，能令人肥。不可不察。治疮疡生用，补虚损蜜炒用。性畏防风，得防风而功愈大。

黄芪甘温，大补阳虚自汗。如痈疽已溃，用此从里托②毒而出，又能生肌收口，补表故也。大抵表邪旺者不可用，用之反助邪气。阴虚者宜少用，用之则升气于表，而内反虚耗矣。又表虚有邪，发汗不出者，服此自汗。

服黄芪而表虚自汗者，如伤寒脉虚涩，血少不能作汗，用黄芪建中汤和荣卫，自然汗出邪退之类。治气虚盗汗并自汗，又治皮肤痛，则表药可知。又治咯血，柔脾胃，是又为中州药也。又治伤寒尺脉不至，又补肾脏之元气，以为里药，乃是上、中、下、内、外、三焦之药也。然肥白人及气虚而多汗者，服之有功。若苍黑人，肾气有余而未虚者，服之必满闷不安，以其性塞而闭气也。

按：参、芪甘温，俱能补益，但参惟益元气补中，芪兼补卫实表，所补既略异，共剂岂无分？如内伤，脾胃衰弱，饮食怕进，怠惰嗜卧，发热恶寒，呕吐泄泻，及胀满痞塞，力乏形瘦，脉微，神短等证，宜补中益气，当以人参加重为君，黄芪减轻为臣。若表虚腠理不密，自汗盗汗，渐至亡阳，并诸溃疡，多耗脓血；婴儿痘疹，未灌全浆；一切阴毒不起之症，又宜实卫固荣，须让黄芪倍用为主，人参少入为辅。

甘草

味甘，气平、寒、温，无毒，阳也，可升可降，入足厥阴、

---

① 苜：原作"首"，明本作"茵"，据《政和本草》"黄芪"条引《图经》改。

② 托：原作"耗"，据明本改。

太阴、少阴经。生之则寒，炙之则温。生则分身梢而泻火，炙则健脾胃而和中。解百毒而有效，协诸药而无争。以其甘能缓急，故有国老之称。梢止茎中之涩痛，节消疮毒之肿结，二者生用之能也。然味甘而性壅，故中满者忌之。甘草味甘缓而补，有调和相协之义，缓、和、补三字尽其用也。生用性寒，能泻胃火，解热毒。诸痈疽疮疡，红肿未溃者，宜生用。其已溃与不红肿者，宜蜜炙用。炙用性大缓，能和诸药性，能解百药毒，宜少不宜多，多则泥膈而不思饮食，抑恐缓药力而少效。脾虚者宜此补之。若脾胃气有余，与心下满及肿胀，痢疾初作，皆不可用。下焦药中亦宜少用，恐太缓不能自达也。与海藻、大戟、芫花、甘遂相反，切宜忌之。悬痈单服即散，凡毒生阴囊后、肛门前，谓之悬痈。以大横纹者五钱酒煎服下，即散。咽痛，旋咽能除。同桔梗治肺痿脓血齐来，同生姜止下痢赤白杂至，小儿初生加黄连煎汤拭口，有益饮馔。中毒伴黑豆煮汁，恣饮无虞。砒毒亦能解。但诸呕家忌煎尝。

凡用纯寒、纯热之药，必用甘草以缓其力。寒热相杂药，亦用甘草调和其性。如附子理中用甘草，恐其僭上。调胃承气用甘草，恐其速下。是皆缓之，非谓和也。小柴胡有柴胡、黄芩之寒，人参、半夏之温，内用甘草，此却调和之意，非谓缓也。

按：五味之用，苦直行而泻，辛横行而散，甘上行而发，酸束而收敛，咸止而软坚。甘草味之极甘者，当云上发可也，《本草》反言温中下气，何耶？盖甘有升降浮沉，可上可下，可内可外，有和有缓，有补有泻，居中之道尽矣。

白术

味苦、甘、微辛，气温，无毒，阴中之阳，可升可降，入足阳明、太阴经。其用在表，去诸经风湿，有汗则止，无汗则发；其用在中，主呕逆泄利，去湿强脾，开胃进食，和中益气；其用在下，利腰脐间血，通水道。故曰上而皮毛，中而心胃，下而腰脐，在血主血，在气主气，其信然矣。佐黄芩则能安胎，君枳实则能消痞。若气滞气闭腹痛等候，宜禁用之。白术本燥，又谓利腰脐间血，益津液者何？然脾胃运，能滋生血气，腰脐间血自利，津液从此益矣。补脾胃而除中湿，味辛亦能消虚痰。故与二陈同用，则健胃消食，化痰除湿；与芍药、川归、枳实、生地之类同用，则补脾而清①脾家湿；再加干姜，去脾家寒湿；与黄芪、芍药等同用，有汗则止；少加辛散之味，无汗则发也。有片术、腿术，片者大而气味和平，腿者味薄而气燥。凡用惟白为胜，仍觅歙者尤良。咀妇人乳汁润之，制其性也。润过，陈壁和炒，窃彼气焉。入心、脾、胃、三焦四经，须仗防风、地榆引使。凡用二术，忌食桃、李、雀、蛤。腹中有动气者，亦不宜用。

手足懒举，贪眠，多服亦善；饮食怕进，发热，倍用正宜。间发痃疟殊功，卒暴注泻立效。或四制研散敛汗，出东垣方。或单味粥丸调脾。出丹溪方。奔豚积忌煎，因燥消肾；痈疽毒禁用，为多生脓。驱胃脘食积痰涎，消脐腹水肿胀满。哮喘误服，壅塞②难当。

按：白术既燥，《本草》又言生津，何也？盖脾恶湿，脾湿既胜，则气不得施化，津何由生？故膀胱津液之府，气化出焉。今用白术以燥其湿，则气得周流，津液亦随气化而出矣。《日华

---

① 清：明本作"消"。
② 塞：明本作"窒"。

子》谓白术利小水，正以此也。如茯苓亦系渗淡之药，谓之能生津液，义与此同。

江云：白术大抵是除湿利水道之剂，《本草》言益津液误矣。

苍术

味苦、甘、辛，气温，无毒，阴中之阳，可升可降，入足阳明、太阴经。散风寒湿气，辟山岚瘴气，无分表里；疗重痛于身首，散结肿于皮肤，最能发汗；消积滞而除腹胀，快脾胃而进饮食，尤能宽中。其性本燥，长于治湿。然气味辛烈，除上焦湿气之功尤切，米水浸炒，佐以黄柏，健行下焦，治股足湿热之妙剂也。

辛温散邪，苦以燥湿，二者尽之。

因气味辛烈，故发甚速，除上焦湿，其功最大。若补中焦除湿，力小于白术。又盐水炒，佐以黄柏、石膏、牛膝下行之药引用，则治下元湿痰。入平胃散，能祛中焦湿证，而平胃中有余之气。入葱白、麻黄之类，则能散肉分至皮肤之表。

丹溪谓腹中窄狭须用者，以其辛散也。大抵心腹胀痛必有湿，实邪者用之，则邪散而湿除即宽。若虚闷痛者用之，则耗其气血，燥其津液，虚火益动而愈闷。不如调其正气，则闷自是而散矣。疏通腠理，抑平胃气，发汗除湿之圣药也。

陶节庵九味羌活汤用之，以燥膀胱之湿热。仲景白虎汤用之，以开湿热之表邪。特中焦燥结，虚汗多者不宜用。

按：二术功用颇同，俱能补脾燥湿。但白术者补性多，且有敛汗之功；苍者治性多，惟专发汗之能。凡入剂中，不可代用。

山药

味甘，气平、微凉，无毒，阳中微阴，可升可降，入手太阴经。上气不足之头眩，中气不足之虚羸，下气不足之泄精，凉而能补之药。

江云：山药专能补胃。

《赋》云：益气补中，去头面游风眩运；强阴清热，疗皮肤肌肉虚羸。

山药甘温能补，入肺经而补心肺，滋肾养脾，三焦之润剂也，然补肺为多。盖肺主诸气，今益气以滋肾化源，故主补虚羸，除泄精等候。补肺为多，肺居上部，主皮毛，故主头面皮肤等疾。山药属土而有金与水，大补阴气，能消虚肿硬。

《经》曰：虚之所在，邪必凑之，著而不去，其病为实。非肿硬之谓乎？故补则留滞自不容不行。旧名薯蓣，因上字犯宋英宗讳，下字犯唐代宗名，故改此。

一云：山药能消肿硬者，以益气补中也，气补则邪滞自不容以不行。

当归

味甘、辛，气温，无毒，阳也，可升可降，入手少阴，足太阴、厥阴经。血结滞而能散，血不足而能补，血枯燥而能润，血散乱而能抚，此全体之能也。析而论之，各有优劣，根升而梢降，身缓而守中，善走者长于活血之效，善守者长于养血之功。气血皆乱，服之即定，能使气血各有所归，故谓之当归。畏菖蒲、海藻，恶湿面。凡使，先去尘并头尖硬处一分。诸血症皆用当归，但流通而无定，由其味带辛甘而气畅也，重能补血耳。随所引到，而各有用焉。与白术、芍药、生熟地同用，则能滋阴补肾；与川芎同用，能上行头角，治血虚头痛；再入芍药、木香少许，则生肝血以养心血；同诸血药入以薏苡仁、川牛膝，则下行足膝，而治血不荣筋；同诸血药入以人参、川乌、乌药、薏苡仁之类，则能营于一身之表，以治一身筋寒湿痛。

大抵用在参、芪，皆能补血；在大黄、牵牛，皆能破血。从桂、附、茱萸则热，从大黄、芒硝则寒。

酒蒸又治头痛，以诸头痛皆属肝木，故以血药主之。但大便泄者不宜用，以活血助泻故也。

又云：当归、地黄恋膈引痰，如上焦痰嗽者忌之。

按《经》云：主咳逆上气。议者以当归血药，如何治胸中气也？不知当归非独主血，味兼辛散，乃为血中气药。况咳逆上气，非止①一端，亦有阴虚阳无所附以致然者。今用血药补阴，与阳齐等，则血和而气降矣。《本经》所谓，义或由斯。

又云：川归力刚可攻，秦归力柔堪补。凡觅拯②病，优劣当分，行表酒洗片时，行上酒渍一宿。体肥痰盛，姜汁渍，宜曝干。

白芍药

味苦、酸，气微寒，有小毒，阴也，可升可降，入手、足太阴经，及足厥阴经。收阴气而补血，治血虚腹痛之功；扶阳气而健脾，治脾虚下痢之效。收肺气而敛汗，抑肝邪而缓中。血虚及寒人禁服，故曰减芍药以避中寒。江云：伐肝木，泻脾火，疗血虚之腹痛。芍药酸寒收敛之剂，扶阳收阴，助脾泻肝之要药也。腹中虚痛，脾经也，损其肝者缓其中，即调血也。然酸寒乃收

---

① 止：只、仅。
② 拯：原作"极"，明本同，据《本草蒙筌》改。

敛之剂，其云可升，须以酒浸用之，以借升发也。酒浸炒，与白术同用则能补脾，与川芎同用则能泻肝，与苍术同用则能补气。又下痢腹痛者宜用之，盖由肠胃湿热，用此收敛之剂，则脾胃得正，而邪毒不能作衅矣。又治血虚腹痛以其补虚，抑且以收敛之酸寒和湿热之炽盛，则湿热自是而释矣。然须得炙甘草为佐。夏月腹痛少加黄芩，恶热而痛加黄柏，恶寒腹痛加肉桂，痢而腹中痛者炒用，后重生用。有赤、白、红三种，今之市者，皆水红种，并非真白芍也。没药、乌药、雷丸为之使。腹中虚痛本属脾，以其泻肝经之邪而补中焦脾气也。

丹溪云：芍药惟治血虚腹痛，余腹痛皆不可治。以诸痛喜辛散，芍药酸收故也。又产后不可便用，以酸寒能伐生发之性也。

脾经之药，赤应南方，能泻能散，生用正宜；白应西方，能补能收，酒炒才妙。

又云：若补虚，酒浸日曝，勿见火。恶石斛，畏硝石、鳖甲、小蓟，反藜芦。

按：酸涩为收，今《本经》有"利小便"一句者，何也？盖芍药非能利小便也，以肾主大小二便，既用此以益阴滋湿，故小便得通也。

赤芍药

气、味、行经同于白芍。散滞血，泻血中之热火；行结气，利小便之淋癃。以其绛赤，不与白者同功。

赤者泻热而白者补虚，赤者能泻肝家火而白者能除肝经邪，故暴赤眼者，或洗或服，皆当用赤芍。又能消痈肿，破积坚。

熟地黄

味甘、微苦，气微温，无毒，味厚气薄，阳中之阴，降也，入手足少阴、厥阴经。活血气，增填骨髓，滋肾水，补益真阴。治伤寒后胫股之最痛，疗新产后腹①痛之难禁。退虚热而润燥，补败血而调经。盖其性能泥膈，膈气不利者，宜活法而酌斟。

此补肾之圣药。虽云补五脏内伤，要惟补肾之功居多，故凡滋阴补肾丸用之为君，盖肾主骨髓。

《本草》云：能填骨髓，助筋骨。胞漏下血与腰痛、脐下痛等候，俱肾气不足也，皆补之。性颇塞②泥滞，故用醇酒洗过，或用姜汁炒，或同附子用，不惟行滞，乃能引导入肾，故下元衰者须用之。又能填骨髓，长肌肉。尺脉微者，桂、附相宜；尺脉旺者，以黄柏、知母兼用，则滋阴降火补肾。此剂泥膈，不宜独用。若犯铁器，令人消肾。又忌莱菔，能耗诸血，见之则无补血之功矣。生地亦然。初采得以水试之，浮者天黄，沉者地黄，半浮沉者人黄，惟地黄独优，取用。畏芜荑，恶贝母。得麦冬、清酒善为引导，拌姜汁炒，下胸膈痰。如上达补头脑虚，或外行润皮肤燥，必须酒浸，方促效臻。

生则气大寒而凉血，熟则微温而补肾。又脉洪实者宜用生地，若脉虚者宜用熟地，治外治上以酒浸之。

生地黄

味甘、苦，气大寒，无毒，阴也，降也，入手太阴、少阴经。生新血能补真阴，疗折伤兼行瘀血，除五心之烦热，凉诸经之血热，故有凉血之功。然其性大寒，胃气涉虚者不可轻用。

生地性寒，凉血为最，故凡妇人血崩、吐衄、溺血、便血、

---

① 腹：明本作"脐"。
② 塞：明本作"寒"。

产后血薄①攻心及胎动下血，皆多属热，血热则妄行，此药俱能凉之。

性大寒，较熟地则宣通而不泥滞，能凉血疏血，故心家血热，折伤瘀血，留血衄血，吐血之实热者或凝滞者，皆当用之。其或虚而生热者，不可多用，以其性大寒故也。惟劳倦伤脾而热者当用。妇人崩中血不止，及产后血上攻心闷绝，胎动下血，及老人津液枯竭，大肠结燥，便不润者，皆当用之。又实脾药中，姜制用二三分，以固脾气，使脾家永不受邪。东垣言其泻脾土之湿热，湿热除则脾气固矣。但不可多用，恐其大寒以倒脾气尔。溺血、便血亦治之。生地能生精血，用天门冬引入所生之地。熟地能补精血，用麦门冬引入所生之地。

川芎

味辛，气温，无毒，阳也，可升可降，入手足厥阴经、少阳经。本经药。助清阳而开郁气，活滞血而养新血。散肝经风邪外侵，止少阳首痛如裂。上行头目，下行血海，血中之气药也。不可多服，多服则走真气。

川芎一味，辛散能助血流行，血中之气药也。上行头目助清阳，久服致气暴亡，以其味辛性温也。以他药佐使则可服，中病则已，亦不可多服。多服、久服俱令人卒暴死，过于走散故也。非惟味辛性温者必上升而散，川芎味辛性温，但能升散而不能下守，胡能下行血海以养新血？四物汤用之者，特取其辛温而行血药之滞尔。滞行而新血亦得以养，非真用此辛温走散之剂以养下元之血也。其能止头痛者，正以其有余者能散，不

---

① 薄：迫近。《楚辞·九章·涉江》"芳不得薄兮"洪兴祖补注："薄，迫也，逼近之意。"

足者能引清血归肝而下行也。古人所谓血中之气药，信哉！惟其血中气药，故痈疽药中多用之者，以其入心而能散耳。盖心帅气而行血，芎入心则助心帅气而行血，气血行则心火散，邪气不留而痈疽亦解矣。

畏黄连，白芷为之使。根生坚大而重者，名芎䓖。以川蜀者为胜，故今通谓川芎。为风药血药之君，走经络之痛。小者名抚芎。贯芎是茎间上升之气所结，故能散头面之风及开郁。

妇人经住验胎法：研为末，空心浓煎艾汤下一匙，腹内微动，是有胎也。

麻子仁

味甘，气平，无毒，阳中之阴，可升可降，入足太阴、手阳明经。活血脉，去皮肤之风湿。除热燥，润大肠之便秘。亦能催生，治横逆产。

火麻仁补中益气，润胃利六腑之燥坚，治阳明汗多胃热，逐水破积。落入土者损人，不用入药。用法：炒、研、掺煎药，浮面取其油效速，即①蓖麻子也。火麻仁润肠胃，取肉为丸。

菟丝子

味甘、辛，气平、温，无毒，阳也，可升可降，入足少阴、厥阴经。坚筋骨，除腰膝之冷痛。强阴气，止阴寒之泄精。

《发明》云：补肾经虚寒之药。《本草》主续绝伤，补不足，强阴坚骨，主茎中精寒自出，溺有余沥，鬼交泄精。又治男妇虚冷劳伤，腰膝冷痛，消渴热中，泄精尿血。大略补肾虚寒之功多矣。薯蓣为之使。凡用先以水洗去沙，次用酒浸蒸数次，

①　即：原作"既"，据明本改。

候熟杵作饼，晒干，研末入丸散。

牛膝

味苦、酸，气平，无毒，阴也，降也，入足少阴肾。强阴气而益精，活滞血而生血。治淋症结肿于阴茎，疗痿痹拘挛于股节，引诸药性能下行，治腰腿不宜缺用。

《发明》云：牛膝能引诸药下行而滋阴活血，若脾虚、清气下陷、泄利及腿膝湿肿者皆不可用。

有雌雄二样，雌牛膝小，节细茎青，坚脆无力。雄牛膝大，茎紫根长，柔润有功。凡用去芦，酒浸洗。忌龟甲，畏白鲜皮，忌食牛肉。

肉苁蓉

味甘、酸、咸，气微温，无毒，阳中之阴，降也，入手厥阴命门、足太阳膀胱命门。相火不足者，以此补之。入冲任而补血，走水脏而生精，故治精血之虚漏，腰膝之冷痛，女子绝阴不产，男子绝阳不兴。以其峻补精血，骤用反致动大便之变耳。凡用宜去鳞甲，酒洗。大壮元气，疗妇人癥瘕，崩中赤白带下，除膀胱邪热。方形肉厚扁者佳。

按：今人每用此以补肾，不知此特助老人命门火衰，若壮①年服之，相火愈炽，于肾无益。

《发明》云：苁蓉属土，有水与火，入肾而峻补精血，益水中之火。用清酒浸去浮甲，劈破中心，去白膜一重如竹丝样，此隔人心气不散，令人上气闭，刷去，蒸半日，用酥炙最妙。

锁阳补阴益气，可代苁蓉，治虚而润大便燥结，不燥者

---

① 壮：明本作"青"。

勿用。

破故纸

味苦、辛，气大温，无毒，阴中之阳，可升可降。治四肢之酸痛，腰膝之冷痛，阳事之衰惫，肾冷之流精。江云：补精髓劳伤。炒香为度。

此味性本燥，又名补骨脂，恶甘草，忌羊肉。酒浸一宿，东流水洗，蒸半日，日干。乃是少阴肾经之温药，亦入足太阴脾。主男子劳伤，下元虚冷，添精益气。《发明》云：此补肾家虚冷药。

远志

味苦，气温，无毒，阴中之阳，可升可降。通塞而利滞，畅外而慧中，理心神之惊悸，去耳目之昏聋。

《发明》云：苦入心而滋阴，温能兼补，手足少阴经药也。《本草》主利九窍，宁心神，益智惠①，聪明耳目，健志不忘，及小儿客忤，此皆主手少阴，安定心神之专功也。又壮阳道，长肌肉，助筋骨，及妇人血噤失音，久服延年，悦颜色，此皆温补兼滋足少阴之功也。又兼治皮肤中热，面目黄，抑亦苦能清热欤？

江云：凡使，先去心，否则令人烦。去心后，用热甘草汤浸一宿，漉起曝干用。

石菖蒲

味辛、苦，气温，无毒，阳中之阴，可升可降，入手少阴

---

① 惠：明本作"慧"。惠，通"慧"。《后汉书·仲长统传》："纯朴已去，智惠已来。"

心、足太阳膀胱。利四肢能除湿痹，运枢纽能出音声，通脉隧能明耳目，开心孔能益聪明，疗鬼气而导滞，泄逆气而宽中，除身表之疮毒，杀腹中之诸虫。

主手足湿痹，可使屈伸；贴发背痈疽，能消肿毒；下气除烦闷，杀虫愈疮疥；鬼击懵死难苏，急灌生汁；温疟积热不解，宜浴浓汤；单味入酒煎，疗血海败并产后下血不止；细末铺席上卧，治遍身毒及不痒发痛疮疡。

《发明》云：菖蒲辛温，通神明，开心帅气之圣药也。故《本草》主开心孔，通九窍，聪明耳目，出音声。主耳鸣聋，苏鬼击懵死，此通神开心之专功也。又疗风寒湿痹难屈伸，下咳逆上气，利四肢，补五脏，疗疮毒恶疮，杀诸虫，除烦闷，小儿温疟积热不解，女人血海冷败，更长于治风湿，乃辛温散气之兼功也。

秦艽为之使，恶麻黄，忌饴糖、羊肉，勿犯铁。入药去根毛，捣碎使。

五味子

味酸，气温，无毒，味厚于气，阴也，降也。滋肾经不足之水，收肺气耗散之金，除烦热生津止渴，补虚劳益气强阴。多服之则闭住其邪，反致虚热，盖收补之骤也。

《发明》云：肺肾二经药也，在上则滋源，在下则补肾。其味酸、咸、苦、辛、甘全者真也。以味酸、苦、甘而微带辛，故能引酸、苦入肺肾，以收敛肺气而滋肾水，其止咳益气收肺之力，除烦生津补虚滋肾之功，又以其酸亦能强筋，又治痃癖霍乱转筋，皆由滋肺以平肝也。消酒毒者，酒热伤肺，得此收敛，则肺气敛而热邪释①矣。又消水肿腹胀者，能收湿也。其曰下气，盖肺苦气上，惟其收敛肺气，则气自下矣。

江云：养五脏。抑以五味兼能入五脏，与须佐以各经药。

夏月困乏无力，用此与参、芪、麦冬，稍加黄柏煎服，使人精神顿加，两足筋力涌出。寒月与干姜同用，治肺寒咳嗽。又火盛嗽，骤用寒药恐相逆，须此酸收而降之。宜少用，多则不惟收敛太骤，抑且酸能吊痰，引其嗽也。小儿尤甚。肺火郁者禁用。肺邪甚，及风寒咳嗽痰火宜用。黄色南五味，取其辛甘稍重而能散耳。若虚损劳伤，北五味最妙。南五味治风寒咳嗽，北五味治虚损劳伤，各有所长，不可混用。北五味色黑味重，苁蓉为之使，恶萎蕤，胜乌头。

紫菀

味辛，气温，无毒，阳中之阴，可升可降。肺病咳嗽，痰涎肺痿，咳唾脓血。入胸膈快而不燥，利肺气散而能泄。

江云：治嗽消痰，必须酒洗。

《发明》云：清肺润肺之要药也。其咳逆肺痿云云，乃辛散气而苦泄火，清肺之用也；其调中止渴，润肌添髓，乃温补②润肺之功也。

款冬花

味辛、甘，气温，无毒，阳也，可升可降。疗肺经之痈痿及气逆之喘嗽。

---

① 释：原作"仟"，其义不明；明本作"什"，于义不通。今据《本草发明》《药鉴》改。

② 温补：原作"补温"，据明本、《本草发明》乙正。

江云：除瘘①止嗽。

《发明》云：温肺止嗽之用为专。

凡使，用甘草汤浸一宿，待干揉碎煎。微见花未②舒者佳。杏仁为之使，得紫菀良，然所恶所畏居多，止可专与人参、麦门冬、百合补肺药中则有功，若与黄连、黄芩、贝母、麻黄泻心肺之药同用则非也，故沈氏款花膏内止同人参、甘、桔耳。

百合

味甘，气平，无毒，阳中微阴，降也。治伤寒百合之奇邪，疗神昏狂乱之鬼击，除心腹不利之胀满，下肺脏热壅之气逆。花白者入药佳。江云：敛肺之瘘衰。

马兜铃

味苦，气平、微寒，无毒，阴也，降也。能清肺金之热，故为喘嗽之需。

即木香之子。

《发明》云：兜铃苦寒，清肺安肺之要药也。

江云：止嗽，肺虚可治。用时去革膜，只取向里扁子入药。微炒为妙。

半夏

味辛，微苦，生则气微寒，熟则气微温，有毒，阳中之阴，入足阳明、少阳、太阴经。除湿化痰涎，大和脾胃气。痰厥及头痛，非此莫能治。辛燥性非良，枯竭③方宜忌。

江云：姜汁消痰，汗竭禁用。

---

① 瘘：明本作"痰"。
② 未：原作"末"，据明本改。
③ 竭：明本作"渴"。

妊妇用须姜炒，常用亦以姜、矾、甘草煮之。忌羊肉、羊血、饴糖。射干、柴胡为使。

《发明》云：半夏辛燥，和健脾胃、化痰之要药也。盖湿伤脾而生痰，此能燥湿，所以化痰而益脾，以辛燥能逐寒而散结。

性燥而能燥湿，乃健脾胃之药也。今人多用其化痰，不知半夏性燥而能去湿痰，故脾胃得之而健也。其于痰不属于湿者，亦何与焉！诸血症、妊妇及少阳伤寒而渴，与夫诸渴症，并不可服。由其性燥，损血耗血而燥精液故也。惟气症发渴者不忌，盖动火上盛而然，惟气调则动火亦伏而不渴矣。固非津液虚耗及火邪作燥，而有妨于半夏也。

以除湿为足太阳，以止吐为足阳明。助柴胡主恶寒，是又为足少阳也。助黄芩主去热，是又为足阳明也。寒热往来，在半表里，故用此有各半之意。

《经》云：半夏治痰，泄痰之标，非泄痰之本。本者，肾也。肾主五液，化为五湿，入口为唾，入肝为泣，入心为汗，入肺为涕，入脾为痰。痰者，因咳而动脾之湿也。半夏除湿，故泄痰之标。

天南星

味苦、辛，气平，有毒，阴中之阳，可升可降，入足太阴脾、手太阴肺。驱表里之风痰，破胸膈之气结，通牙关之噤闭。因其性之燥烈。

江云：风痰主药，牛胆制之。

《发明》云：南星苦、辛，行肺经，能消风、降痰、下气、破结。胆星消风痰尤妙。畏附子、干姜、生姜。入药炮用。

贝母

味辛、苦，气平、微寒，无毒，阳中微阴，可升可降，入手太阴肺、少阴心，足少阳胆。利涩滞而散结气，除烦热而润心肺。所以治嗽消痰，其性长于活利。

江云：治胸膈痰气最妙，止嗽性纯。厚朴、白薇为之使，反乌头，畏秦艽、矾石。用去心。若独颗不能两片者，名丹龙眼，不可入药。

《发明》云：辛能散郁，苦能下气。故凡心中不和而生诸疾者，皆当用之。《本草》主伤寒烦热，淋沥邪气，疝瘕喉痹，乳痈，金疮，腹中心下结实，皆散邪开郁之功也。又主咳嗽上气，烦渴，消痰，润心肺，乃其下气之力也。然散郁结之功为多。与连翘同用治颈瘤，烧灰敷于恶疮而能敛口，皆取辛能散结而苦降火，则气血调畅而疮口自敛矣，非贝母性本收敛而敛之也。

瓜蒌子

味甘、微苦，气微寒，无毒，阳中微阴，降也，入手太阴、足少阳经。润肺而降气，有下痰治嗽之妙。行结而利滞，有通乳消肿之功。以其性之润下，故能洗涤胸中垢腻，为治消渴之神药也。江云：下气定喘，治痰嗽要药，亦疗结胸。

味甘，性润，甘能补肺，润能降气，胸有痰者，以肺受火迫，失降下之令，今得甘缓润下之助，则痰自降，宜其为治嗽之要也。润肺能生津，又能治消渴。

仲景论少阳症口渴，小柴胡内以此易半夏，其能润肺生津可见。

其种有二，红而小者为栝蒌，黄而大者为瓜蒌。天花粉即其根也。

黑附子

味大辛，气大热，有大毒，纯阳之药，浮中沉，无所不至，故为诸经引用之药。疗寒气凝涩，有温中之妙。除手足厥逆，有回阳之功。入坚结，有破散之勇。走经络，有通达之权。然不可多用，《经》曰"壮火食气"故也。又少阴受寒小腹痛必用之药。

附子大辛热，除六腑沉寒，回三阳厥逆，悍烈之性，浮中有沉，行而不守，仲景八味丸用之，为少阴之向导，其补自是地黄，若因以附子为补，误矣。附子走而不守，取健悍走下之性，以行地黄之滞耳。凡使，童便煮而浸之，以杀其毒，且可助下行之力，入盐尤捷。入足少阴肾、太阴脾，补命门衰败之火，以生脾土。仲景四逆汤用之以回肾气，理中汤用之以补脾，八味丸又用之补肾脾。人每以其伯①道废弃而不用，不知附子止为引经之药，入于人参、干姜、白术气分之药，则引气而行；入于熟地、丹皮、茱萸血分之药，则引血而走。顾人用之合否何如耳。天雄性味与附子同，而回阳之功不及附子，但除风寒湿痹、破坚结、利关节为长。

干姜

生则味辛气大热，炮则味苦而大温，炒黑则苦而温矣，盖假火以杀其性也。无毒，味薄气厚，阳中之阳也，生则浮，熟则守，可升可降，入手太阴肺、阳明大肠，足太阴脾、少阴肾。生则逐寒邪而发表，炮则除胃冷而守中。炮熟与补阴同用，治血虚发热之妙；炒黑与凉血同用，疗血热溢泄之功。治血虚，引血药入气分而生血；疗血热，引凉药与火性而相从。亦去寒邪呕吐而止腹痛。

---

① 伯：通"霸"。《荀子·王霸》"威动天下，五伯是也"杨倞注："伯，读曰霸。"

生用，入发散药，能利肺气而治嗽；熟用，入补中药，能和脾家虚寒。入补阴药，能治血虚发热，故产后发热当用之。又入肾中，燥下湿，此又湿同寒治也。又治沉寒痼冷，肾中无阳，脉气欲绝者，黑附子为引用。又多用能耗元气，盖辛以散之，则壮火食气故也，须以生甘草缓之。

能利肺气，寒嗽须仗五味子相助。炮用则止而不移，所以能治里寒，非若附子行而不止也。用止血，须炒令黑。

干姜补脾，而东垣又言泄脾者何？盖"泄"之一字，非泄脾之正气，是泄脾中寒湿之邪也。生用味辛，能发散寒邪行表，与水姜同功。熟用带苦，能除胃中冷，守中之功与生者异。姜皮作散，堪消浮肿，故五皮散用之。

《发明》云：干姜与生姜同治而辛热过之，发散寒邪，大温中气。

生姜

味辛，气温，无毒，气味俱轻，阳也，可升可降。制半夏，有解毒之功；佐大枣，有厚肠之力。入胸腹，散逆气之呕哕；达玄府，散风寒之抑郁。江云：姜汁消痰，止呕吐，缓①脾胃，辛以散之。欲热则去皮，去皮则守中而热存。要冷则留皮，留皮则行表而热散，非皮之本冷也。

辛属心肺，甘温属脾胃，心肺得其所胜，则气通而宣畅，主宰而精灵，故能通神明。神明通，则心气益胜，而一身之气皆为吾所使，而亦胜矣。一身之气胜，则中焦之元气亦定，而脾胃出纳之令行，邪气不能容矣，故能去秽恶。抑且辛甘发散，又能散在表、在上之邪也。

---

① 缓：明本作"暖"。

春初食，辟①疠②，助生发。秋后食，泄气，损寿元。夜气收敛，尤忌食。大冬食之，避寒。宜少食。

良姜

味辛，气热，无毒，阳也，可升可降。温脾胃，有除呕吐之功。快逆气，能消宿食之效。出高良郡，故名之。入足阳明胃、太阴脾。治心腹逆冷，气痛攻冲，及呕食翻胃，霍乱转筋。健脾暖胃，消宿食，解酒毒，下气止泻痢。

气味辛热，能温脾胃而散邪，故凡有寒邪停冷之候者，宜服。若肺胃中有热者，忌之。脾胃火不足者，用此以消阴翳。至于火症燥结，不可妄投。

草豆蔻

味辛，气温，无毒，阳也，可升可降，入足太阴、阳明经。去脾胃积滞之寒邪，止心腹新旧之冷痛。《赋》云：安心腹之痛，去脾胃之寒。气热味辛，治风寒客邪在胃，痛及呕吐，一切冷气。面裹煨熟用。《衍义③》谓虚弱不能食者宜此。恐不如白豆蔻为良。

白豆蔻

味苦、辛，气大温，无毒，阳也，可升可降，入手太阴经。破肺中滞气，退目中云气，散胸中冷气，补上焦元气，化谷气之不消，止胃冷之吐逆。

主冷气吐逆，消谷下气，皆辛温逐寒之力也。去白睛翳膜，乃肺气虚寒故耳。若红膜不宜用。大抵胃冷宜服，胃火上炎而

---

① 辟：原作"碎"，据明本改。

② 疠：原作"厉"，明本同，据《本草发明》改。

③ 衍义：原作"行又"，据明本改。

呕逆不可用，肺热禁用之。

白入肺，自有清高之气。若草豆蔻，则专入脾胃，而其气味又燥烈于白者。虚弱人止宜用白为良。

江云：下气宽中，又能消食。壳方黄，似龙眼，微锐，外棱似栀子棱方真，市家以草仁代，宜辨。

砂仁

味辛、苦，气温，无毒，阳中之阴也，可升可降。消宿食，快脾胃之滞气。疗虚寒，止肠中之泄利。入手、足太阴、阳明、大肠①经，足少阴经。

《赋》云：理脾胃而行滞气，吐泻兼医。

又能安胎止痛，行气故也。

《日华子》云：治一切霍乱心腹痛。其能止痛，行气药可见矣。又以止痢药中用之，盖亦取其止痛行气之意。虽其性辛温，以热攻热，乃所以为顺治也。又为化酒食之剂，惟其辛温行气，则气行而酒食亦化矣。又咳嗽上气，是肺受风寒，以辛散之。若肺有伏火，禁用。

妊妇因气动胎，痛不可忍，炒熟，捣为末，酒调服二钱。

《液》云：与白檀、豆蔻为使，则入肺；与人参、益智为使，则入脾；与黄柏、茯苓为使，则入肾；与赤白石脂为使，则入大小肠。

茴香

味辛，气平，无毒，阳中之阴，可升可降，入手足少阴、太阳经。开胃口而下食，止呕吐而调中，疝气急痛可疗，脚气

---

① 大肠：明本作"太阳"，义胜。

上逆能攻，破一切之臭气，除下焦之冷气，此最①药也。

辛能散邪，以上诸症，大抵是辛香能逐散邪气耳。炒黄色，碎用。又名蒜香子。

江云：木瓜理下焦脚气之湿痛，茴香治疝气腰肾之虚痛。

麻黄

味苦、甘，气温，无毒，阴中之阳，升也，入手太阴经。通玄府，治伤寒血涩之身疼。开腠理，疗伤寒阳郁之表热。故能散荣中之寒，泄卫中之实，疗足太阳经无汗之表药也。根节又有止汗之功。一物之性，有不同如此。

《珍珠囊》云：其形中空，散寒邪而发表；其节中闭，止盗汗而固虚。

惟在表真有寒邪者，宜用汗之。其或寒邪在里，或表虚之人，或阴虚发热，或伤风有汗，或伤食等证，虽有发热恶寒，其不头痛身疼而拘急，六脉不浮紧甚者，皆不可用。虽可汗之症，亦不可过服。盖汗乃心之液，过汗则心家易涸，而心血亦为之动矣，或至亡阳，甚至衄血不止。丹溪尝以麻黄、人参同用，亦攻补法也。

凡用去节，煮二三沸，去上沫，否则令心烦闷。厚朴为之使，恶辛夷、石韦。

《汤液》云：麻黄泄卫实，桂枝治卫虚，二者虽太阳经药，以其在太阳地分耳，其本病实荣卫药也。肺主卫，心主荣，麻黄肺之剂，故冬月伤寒用麻黄，伤风而咳用桂枝，即汤液之源也。

---

① 最：首要、首位。

葛根

味甘、辛，气平，性温浮，无毒，阳也，升也，入手、足阳明经。发阳明之风寒，解肌表之壮热，疗头颅之苦痛，止胃虚之消渴，解酒中之苛热，治往来之瘟疟。生根汁大寒，可治天行时病。头痛如欲破者，连须葱白汤饮之。又不已者，葛根葱白汤用之如神。然太阳初病，未入阳明而头痛者，未可便服葛根以发之，恐引贼入家也。

若额颅痛者可服之。又其气轻浮鼓舞，能升提胃气上行及益阳生津，但不可多服，恐损胃气。葛花消酒毒。用葛花并小豆花晒干为末，饮酒不知醉。

升麻

味甘、苦，气平、微寒，无毒，阳中之阴，入足阳明经及手阳明、太阴经。散阳明之风邪，解肌肉之浮热，治咽喉之肿毒，疗肺痿之脓血。升阳气于至阴之下，因名曰升麻。令人中气骤升，不可多服。升麻，亦阳明经药也。若初病太阳，亦不可便服升麻。其治喉痛口疮等候，皆升麻解毒之能也。

引葱白，散手阳明之风邪；引石膏，止足阳明之齿痛；引地黄诸药入阳明，以治吐衄；引参、芪于上达，以益元气。若补脾胃，非此为引则不能补。

医书皆以为元气不足者，用此于阴中升阳，非也。惟阳气下陷者，可用此升提之。若元气不足者，升之则下虚，而元气益不足矣。慎之！形轻黑坚为上，去黑皮及腐者用。

按：吐衄血，犀角地黄汤主之，夫犀角乃阳明经药也。

江云：如无犀角，以升麻代之。夫二物性味相远，何以代之？不过知升麻亦阳明经药，用之以引地黄及他药入阳明耳。

《发明》云：升麻升散之功最大，解脾胃肌肉间热，散手足阳明经风邪药也。

羌活

味苦、甘、辛，气平、微温，无毒，阴中之阳，升也，入手、足太阳，足厥阴。太阳本经药也。散肌表八风之邪，利周身百节之痛，排巨阳肉腐之疽，除新旧风湿之症。

《发明》云：羌活治风之要药。又云：治湿者，风能胜湿也。故《汤液》治太阳经头痛、肢节及周身尽痛。又云：贼风失音不语等候，皆风邪风湿所致，惟辛温而气味轻浮，故能散肌表八风诸邪，而周身骨节痛与痛肿等，因于风湿者悉除矣。若血虚不能荣筋，肢节筋骨酸疼者宜审用。或挟风湿者，血药中兼用。治风邪在表、在上，此要药也。

用虽与独活同功，然羌活主上行、其气雄，独活主下行、其气细，为不同耳。此九味汤专以此为君而不及独活也。汗多过膝者，不宜多服。

防风

味甘、辛，气温，无毒，阳也，升也，入足太阳经。乃卒伍卑贱之职，随所引而至之者也。开腠理，荡肌表之风邪。泻肺实，散头目之滞气。乃风药中之润剂也。误服泻人上焦元气。

《发明》云：防风气温而浮，治风通用。除上焦在表风邪为最，兼治下焦风湿，尽其用矣。除上焦风邪仙药，故误服泻人上焦元气，可见上焦有实风邪者方可用之。

《珍》云：身去身半已上风邪，梢去身半已下风邪。

《心》云：又去湿之仙药也，风能胜湿尔。诸风药皆然。得泽泻、藁本，疗风；得当归、芍药、阳起石、禹余粮，疗妇人子脏风。凡用，去芦并钗股。

独活

味苦、甘，气平、微温，阴中之阳，可升可降。盖其气不若羌活之雄，故亦可降。入足少阴经。去风寒湿气，两足拘挛，疗诸风掉眩，颈项难伸。加细辛止风寒之齿痛及本经之头痛。得风不摇，无风自摇，故名独摇草。与羌活原无二种，后人分用。紫色而节密者为羌活，黄色而作块者为独活。羌活气雄，独话气细，故雄者入足太阳，而细者入足少阴也。去皮净用。

藁本

味辛、苦，气温，无毒，气厚味薄，阳也，升也，入足太阳经。大寒气客于巨阳之经，苦头痛流于颠顶之上，辟雾露之蒙郁，发风邪之飘扬。

太阳经风药，治寒邪结郁于本经，又专治本经头痛。其气雄壮，能引诸药上至颠顶。又治头面及遍身皮肤风湿瘙痒。

天麻

味辛、甘，气平，无毒，阳也，升也。疗大人风热头眩，治小儿风痫惊悸，祛诸风麻痹不仁，主瘫痪语言不遂。凡使，勿误用御风草，与之相似，误服令人有结胀之患。其真者，破之自然明亮有色。诸症皆风湿所为，天麻则主风湿之药也。入足厥阴肝、太阳膀胱。凡用，湿草纸包煨用。

东垣曰：眼黑头旋，乃风虚内作，非天麻不能除。其苗名定风草，独不为风所动，乃治内风之神效也。又名赤箭。赤箭、天麻本一物，然赤箭则言苗，有自表入里之功；天麻则言根，有自内达外之用。根则抽苗，径直而上，苗则结子，成熟而落，从干中而下至土而生，以此推之，可识其内外主治之理。

菊花

味苦、甘，气平、寒，无毒，阴中之阳，升也。散八风上注之头眩，止两目欲脱之泪出。

入手厥阴，手少阴、太阴经。

野菊味苦，胃气反伤；园菊味甘，阴血兼补。去梗酒洗，速达上行。

能补阴。单叶花小而黄，味甘而应候开者入药。野菊味苦者，名苦薏，大伤胃气，不用。此剂能明目聪耳，及胸中烦热，盖数症皆由水不足而风火上盛，故得补阴之剂则水盛而火自熄矣。抑且肾窍通耳，目中黑精①属肾，肾气盛则窍通睛明，清气升则头目清、烦热降。

《发明》云：菊花甘寒，益血驱风，清头目之的药也。

白附子

味甘、辛，气温，有小毒，阳也，升也。驱风湿而除血痹，行药势而利诸经。

《发明》云：白附子辛温纯阳，能上升行药之势，故主面上百病。可作面脂，主心痛血痹。又主中风失音，一切冷风气。入药炮用。

威灵仙

味苦、辛，气温，无毒，阴中之阳，可升可降，通行十二经之药也。外而身表，去久客之风邪；内而胸腹，治不利之痰气。外而身表，走腰足而为之先；去腰膝冷痛。内而胸腹，入大

---

① 精：通"睛"。《正字通·米部》："精，目中黑粒有光者亦曰精。今通作睛。"

肠而为之最。去太阳①风。因其宣快之能，故有虚中之畏。苏长公每用，同牛膝治脚疾，有验。铁脚者佳，不闻水声产者良。威灵仙专疏风湿冷气而不滞，治痛风之要药也，在上疼者尤效，须量病人积②虚者即禁用之。忌茗及面汤、牛乳、黑豆③。

薏苡仁

味甘，气微寒，无毒，阳中微阴，可升可降，入手、足太阴、阳明，足厥阴经。外而身表，有去湿之妙；内而肠胃，有进食之能。外而身表，疏渗而不发；内而肠胃，和利而不争。又治痿痹于肺脏，能治水气而精神。盖其势力缓薄，倍用于他药方精。

专疗湿痹，且治肺痈。筋急拘挛，屈伸不便者最效。湿痹证。咳嗽，涕唾脓血并出者极佳。肺痈证。除筋骨邪入作痛，消皮肤水溢发肿。久服益气轻身，多服开胃进食。

《发明》云：薏仁古方用治心肺。《本草》专主除湿健脾，不及于肺，然益肺之功在其中矣。故《本草》主风湿痹，筋急拘挛，利肠胃，消水肿，进食，久服轻身益气，此除湿健脾之功也。脾土健则肺金滋其化养，不为湿热所伤，故肺金自益。凡痰唾、咳嗽、上气、肺痿、肺痈、吐脓血方中多用之，良有以也。

按《衍义》云：《本经》谓主筋急拘挛，须分两等，大筋缩短拘急不伸，此是因热拘挛，故此可用。倘若因寒筋急，不可用也。

---

① 太阳：明本作"大肠"，义胜。
② 积：明本作"稍"，义胜。
③ 黑豆：明本作"黑丑"。

江云：受湿者亦能筋缓。

再按丹溪曰：寒则筋急，热则筋缩，急因于坚强，缩因于短促。若受湿则弛，弛因于宽长。然寒与湿未尝不挟热，而三者又未始不因于湿，薏苡仁去湿要药也。以《衍义》观之，则筋病因热可用；以丹溪观之，则筋病因寒、因热、因湿，皆可用也。盖寒而留久，亦变而为热，况外寒与热，皆由内湿启之，方能成病。内湿病者，酒面为多，而鱼与肉继以成之，若甘滑、陈久、烧炙、辛香、干硬之物，皆致湿之因也。戒之慎之！

细辛

味辛，气温，无毒，阳也，升也，入手、足少阴经。温腹内之阴寒，破胸中之结滞，止少阴之头痛，当少用之，独活为使。散诸经之风气，治邪在里之表药也。

香味俱细而缓，故入少阴。若太阳则羌活，阳明则白芷，太阴则苍术，厥阴则川芎、吴茱萸，少阳则柴胡，用者随经不可差也。

细辛以辛温，故能温阴经、散寒水，以去内寒也。

江云：发少阴汗而止头痛，兼医咳嗽。仲景治少阴症，麻黄附子细辛汤，治邪在里之表药有以也。去头面风痛不可缺。若头目诸症，因火热属阳经者不可用。单服末不过半钱，多服气闷。

白芷

味辛，气温，无毒，阳也，升也，入手、足阳明经。头风目疾能攻，皮肤燥痒可疗，阳明头痛非此不除，通治本经风邪之药。排脓生肌，疗疮疡邪气之需。活血胜湿，主带下赤白之妙。阳明气血之海，故主女子崩漏赤白。血闭阴肿，多属阳明，此能止之。

微蒂①甘泥，故辛温而走于肌肉，只治足阳明头痛，而不治他经也。此剂最能排脓长肉，而散面上风邪及诸疮疡，皆当以此为佐。又能止崩，又以为手太阴引经之剂，意者味辛更能入肺故耳。

《发明》云：白芷辛温而轻升走肌，达于头面，阳明经解利之要药也。

柴胡

味苦，气平、微寒，无毒，气味俱轻，阴中之阳，升也，入手足少阳、厥阴经。左右两傍胁下痛，日晡潮热往来生，在脏调经内主血，在肌主气上行经，散胸腹之结热，引清气之上腾，本经头痛宜用，寒热邪气宜增。

《发明》云：柴胡气味轻清，能引清气上行而顺阳道解肌发表，其专功也。

《经》云：在经主气，在脏调经者，气薄能行经故耳。愚谓阳道升而阴道降，又何气血经脉之不顺且调哉？《本经》并无一字治劳，今治劳方中多用之者，由其能提清气以祛邪热耳。若真脏亏损，复受火热，因虚致劳，须审用之。故用于清阳下陷则可，若用于下元虚绝则不可。仲景治伤寒寒热往来如疟及温疟等证，正为合宜。畏藜芦，使半夏。又治疟必用之剂也。在脏主血，在经主气，亦妇人胎前产后血热必用之药也。泻肝火，去心下痰结烦热，同黄连猪胆汁炒②为佐。治疮疡，散诸经血凝气聚，与连翘同功。伤寒门诚为要剂，瘟疟证可作主方。经脉

---

① 蒂：明本同，当为"带"之误。
② 炒：原作"妙"，据明本改。

不调，和四物、秦艽、牡丹皮，治之最效。产后积血，佐巴豆、三棱、莪术，攻之则安。伤寒杂症，妇女月经适来适断，俱小柴胡主之。加四物、秦艽、丹皮之类，同为调经之剂。

前胡

味苦，气微寒，无毒，味薄气清，阴中之阳，可升可降。疗胸膈痞满，消痰下气，治伤寒寒热。推陈致新，除内结热之药也。

《发明》云：前胡专散气清痰，以半夏为使。入足厥阴肝、足阳明胃、手太阴肺。止嗽除痰，解热开胃，伤热之病多用之。野蒿根与之甚相似，只是味粗酸，若误用，令人胃反不爱食。

旋覆花

一名金沸草。

味咸、甘，气温，有小毒，阴中之阳，可升可降，入手太阴、阳明，足太阴、厥阴经。去头面之风邪，散胸中之气结，膈上痰逆能消，膀胱水畜①能折。深黄色呼为金钱花。此消痰导饮散利之剂，故《本草》主结气，消膈上痰结如胶，膀胱留饮，风气湿痹云云。其消痰导饮、散结利气可知矣。病人稍涉虚者，不宜多服，利大肠故也。伤寒汗下后，心下痞坚，噫气不除者宜此。

桔梗

味苦、辛，气微温，有小毒，阴中之阳，升也。止咽痛，兼除鼻塞。利膈气，仍治肺痈。一诸药之舟楫，一肺部之引经。

---

① 畜（xù序）："蓄"的古字，积聚。《周易·序卦》："比必有所畜，故受之以《小畜》。"

凡使，去芦，米泔浸一宿。焙干用。畏白及、龙眼、龙胆。能开提气血，气药中宜用之。然为舟楫之剂，若上壅火升及下虚之人勿用。加葱白、石膏，则能升气于至阴之下，亦上升也。能治气血凝滞而痰壅等疾者，盖以开提气血，则痰亦自是而疏通耳。故疮疖痈疽及在表实证，皆当用之。然必假是以为舟楫，载诸药而上行表分，使气血流通，而结核为之自释。开胸膈，除上气壅；清头目，散表寒邪。与国老同为舟楫，引将军可使上行。解利小儿惊痫，开提男子血气。得牡蛎、远志，仍治恚怒；得硝石、石膏，可治伤寒。

江云：化痰顺气。

秦艽

味苦、辛，气平、温，无毒，阴中之阳，可升可降，手阳明经也。除四肢风湿若懈，疗遍体黄疸如金，阳明湿热。去大肠之风毒，主传尸之骨蒸，以苦能解热。散而能渗之药也。菖蒲为之使。

《发明》云：秦艽主风湿之药，而活血荣筋、手足不随①妙药。盖血活则风减，湿去则筋荣，故疗风不问新久。通身挛急，肢节痛为专治。

江云：除筋骨②之疼痛。

茵陈蒿

味苦、微辛，气平、微寒，无毒，阴中微阳，可升可降，入足太阳经。通腠理，主黄疸怫热于肌表。利小便，主黄疸结热于腹中。因其上下分消之妙，故有专治湿热之功。惟入足太

① 随：顺从。《说文·辵部》："随，从也。"
② 筋骨：明本作"骨节"。

卷之一

三三

阳经，专利水道治黄。遍身风痒，疮疥不计多少，煎浓汁洗之立差①。此虽主风湿寒热，然除湿清热之用多。

牛蒡子

味辛，气平，无毒，阳也，升也。散结热而消疮毒，和咽膈而流风壅。咳嗽伤肺，肺壅。牛蒡子辛平润肺，散气解毒尽之。一名恶实，又名鼠黏子。须捣碎用之。

苎根

味甘，气大寒，无毒，阳中之阴，可升可降。除消湿之症，解病热之属，天行热疾。安女人之胎动，傅②小儿之丹毒。

苎属水，而有土与金，大补肺金，而行滞血。其根善能安胎，汁疗渴，解时疫甚验。大抵苎根甘寒解热毒，润烦燥，故主傅小儿赤游丹毒，并痈疽发背或发乳旁，捣傅之俱验。亦署毒箭蛇虫咬。署，音掩，覆也。

蒲公英

味甘，气平，无毒，阳也，可升可降，入阳明、太阴经。行滞气而消结肿，化热毒而疗痈疮，化毒行滞，乃为妙剂，妇人乳肿，更为奇药。一名地丁。

蒲公英攻坚散滞，故《本草》主妇人乳痈肿，煮汁少佐以酒饮及封之，立消。细锉同忍冬煎汁，加醇酒服亦妙。若傅疗肿诸疮及恶刺，有奇功。

紫草

味苦，气寒，无毒，阴也，可升可降。解疮毒，发内里之

---

① 差（chài瘥）："瘥"的古字，病愈。《广韵·卦韵》："差，病除也。"

② 傅：通"敷"，涂抹。《广雅·释言》："傅，敷也。"

痘疹。利水道，除腹中之积热。

紫草苦寒，惟清热消毒为专，又利九窍，通水道，兼能除湿也。

玄胡索

味辛、苦，气寒，无毒，阳中之阴，可升可降。破结血而止痛，活滞血而调经，治产后败血之要药也。

《珍珠囊》云：活精血，疗产后之疾。调月水，主胎前之证。即延胡索。因避宋讳，改玄为延。专止痛调经及产后诸疾，为女中之要药，亦治男子心气小腹痛。

玄胡索辛温入肺脾，主破血滞之药也，兼止痛。

红花

味辛、苦，气温，无毒，阳中之阴，可升可降。逐腹中恶血，而补血虚之虚。除产后败血，而止血晕之晕。多用则能破血，少用入心养血，与当归同功。一名红蓝花。入足厥阴、手少阴经。

辛温则血调和，故少用能养血。过于辛温，则血走散，故多用能破血。此产后血晕口噤，腹内恶血，胎死腹中，煎酒煮服。又通经药中宜服之，然行血为专。

东垣曰：补血虚，盖兼补血药用之，斯行血养血，而有补血之功也。《本草》言其止产后败血者，血既已败，用此而行败血，有何止血之意也？

《发明》云：红花辛温，血中之气药也，主于行药。

牡丹皮

味辛、苦，气寒，无毒，阳中之阴，可升可降，入手厥阴、足少阴经。凉血热，止上逆之吐衄；泻阳火，治无汗之骨蒸。

除肠胃之瘀血，破女子之坚瘕。

意者丹皮养真血而去坏血，固真①气而行结气，故能如此。

《发明》云：丹皮苦寒，泻阴中之火，能养真血而去坏血。苦而兼辛，能固真气而行结气。盖血之所患者火也，惟能泻阴火，故治吐衄血为必用之药，所谓养真血也；去瘀血留舍于肠胃者，去坏血也。坏血去而真血自生矣。又癥瘕、五劳骨热、腰痛、女子经闭血沥，皆荣中血少而热气郁结，真气日耗也。今苦以泄火，辛以散邪，则结气行而真气亦固矣。要之，滋阴养血必用之药也。

益母草

味辛、甘，气微温，无毒，阳也，可升可降。主欲产胎滞而不行，疗新产血滞而不利，行血活血而不伤。亦能养血。已产未产之良剂，通为治血之需，更有调气之义。

按《日华子》云：有活血行气补阴之功，调胎产要药也，故云益母。主安胎，去死胎，行瘀血，生新血。妇人胎产所恃者，血气也，胎前无滞，产后无亏，行中有补也。入阴分六经，治女人经候不调及胎前产后一切诸疾之要药也。端午连根收拔，风际阴干，忌犯铁器。单用最效，或研罗细末，炼蜜为丸。或捣煎浓汤，熬成膏汁，总调胎产诸症。

泽兰叶

味苦、甘，气微温，无毒，阴中之阳，可升可降。消水气，四肢之浮肿可疗；行滞血，妇人之产后尤要。入手太阳小肠，通肝脾之血，产前后百病俱治。

---

① 真：原作"其"，据明本及上下文改。

泽兰调气血，利关窍，尤宜女人，胎前产后诸症要药。

三棱

味苦、辛，气平，无毒，阴中之阳，可升可降。消坚固之癥积，破瘀血之结滞，既为治血之需，又破血中滞气。入足太阴脾。火炮制使。色白属气，故破血中之气。然破积，气虚者勿用。

姜黄

味辛、苦，气温，无毒，阳中之阴，可升可降。散结气，疗心腹之胀满；破瘀血，通女子之月经。辛温能散，治气为最，故主心腹结积，消痈肿，治癥瘕及扑损瘀血等证，皆辛能散也。其功力烈于郁金。入足阳明经。

蒲黄

味甘、淡，气平，无毒，阳中之阴，降也。生之则行，炒之则止。炒则止诸血之妄行，生则消瘀血之结滞。以其生用，又有渗湿之能，故治膀胱血结而窍涩不利。入足厥阴肝。

《发明》云：蒲黄味甘色黄，足太阴经药，血病必用之药也。市者多以黄柏末假之，极害人。

艾叶

味苦，生则气微寒，熟则气微温，阴中之阳，无毒，可升可降。生则止诸血之溢泄，熟则温五内之湿寒。避恶气，除腹痛而有效；固胎气，治胎漏而能安。疗䘌疮于下部，灸百病之灵丹。入足厥阴肝，温足太阴脾。

《发明》云：灸诸经穴病为专，入药次之。病人齿无色，舌上白，喜睡，不知痛痒处，或下痢，此䘌虫食下部也，急治之，以竹筒一头纳下部孔中，一头烧艾令烟入，更少入雄黄良。

郁金

味辛、苦，气寒，无毒，阳中之阴，可升可降。丹溪云：上行之药也。除失血，凉心热之征；散宿血，开郁遏之验。入手少阴心，乃清凉泻火之品。色赤蝉肚者佳，今之市者皆姜黄也。治诸般血证。

《发明》云：苦辛轻散，凉心经、下气之药。盖心主血，血热则瘀血不归经，此能凉而散之。

丹溪云：性轻扬。因轻扬之性，古人用以治郁遏。单用亦可治妇人宿血结聚，温醋摩服之。

香附子

味苦、辛，气温，无毒，阴中之阳，可升可降。入血分而行滞血，入气分而行滞气。因有行滞之能，故为开郁之剂。炒黑又能止血，乃血中之气药也。能引血药至气分而生血，故曰妇人之仙药也。一名沙草根。勿犯铁器。或用醋煮。引①至气分而生血，此阳生阴长之义。

气重味轻而辛散，妇人之胜药也。盖妇人心性偏执，每多郁滞，所谓多气少血者此也。此药为能疏气散郁气，气疏郁散则新血自生，而百体和矣。其性热，用童便煮过。乌药其佐使也。

用治崩漏，是益气而止血也。又能逐去凝血，是推陈也。与巴豆止泄泻、通大便同义。入手太阴，足阳明、厥阴经。《本经》不言治崩漏，后人多用之，诚非血虚崩漏所宜。亦以气郁血瘀淋沥不止者，此能疏之，瘀血去而新血自生矣，此所谓益

---

① 引：原作"用"，据明本及上文改。

气而止血也。要之，止血之功居多，而逐血之功居少；破气之功居多，而益气之功居少。女子大抵气多血少，用之消气止血为最耳。专主发散，是以用酒炒良。收①敛其气，用童便制，降其燥性。火燥少血之人，并新产气耗之妇，亦所禁服。

木香

味辛、苦，气温，无毒，阳中之阴，降也。和胃气之不和，行肝气之郁折，泄肺气之上壅，散冷气之内结。故曰调诸气之不可无，泄肺气之不可缺。

苦入心，辛入肺，故能入心而调诸气，胸腹中壅滞及冷气者多用之。经络中气滞痰结者，亦当用之。而以为行肝经气者何哉？盖心乃一身之主，气血之所听命者也。心有主，则能帅气；肺气调，则肝家动火自伏。惟人有怒气，则肝气拂逆，而反忤其元气。况心有纵肝之情而不能制，则肝于是乎盛矣。于此得木香之苦辛温散，入心则心气疏畅，气亦从而疏畅矣。气疏畅，则肝气之拂逆者自是其无有矣。实心之行夫肝气，非肝气之自行也。又煨用能实大肠，多用能泄肺气。东垣以黄连制之，盖气行过于通畅，不无走泄之意②也。

此剂非真有补，抑以能散滞调气，而补益在其中，须佐以补药可也。散寒滞，得陈皮、生姜、豆蔻更佳。破气降气，使槟榔尤速。

紫苏子

味辛、甘，气温，无毒，阳也，降也。下逆气喘息③，有

---

① 收：原无，据明本补。
② 意：明本作"患"，于义皆通。
③ 息：明本作"急"，于义皆通。

润肺之能；消痰气呕吐，有利肠之妙。炒研入嗽家要药。

散气甚捷，气虚而胸满者宜慎用，或参补剂兼用可也。

莪术

味辛、甘，气温，无毒，阳中之阴，可升可降。消心腹之聚瘕，破诸气之固结。既为治气之需，又破气中之血。入足阳明经。与三棱功用大率相同，但破血中气、气中血为少异耳。二味欲先入血则醋炒，欲先入气则火炮用之。

色黑属血分，以其辛温，破气中之血药也。今治积聚诸气为要药，女科中多用之。入气药仍发诸香，虽为泄剂，亦能益气。故孙用和治气短不接续，大小七香丸、集香丸散及汤内多用此。然必气不续者用之可，若肺虚短气不可用。亦治小儿食积。

黄连

味苦，气寒，无毒，阴也，降也，入手少阴经。泻心火，消心下痞满之疾；主肠澼，除胃中混杂之红。治目疾暴发宜用，疗疮疡首尾俱同。得酒性之浮，除上热而有效；假姜汁之辛，开热郁而有功。恶猪肉，忌冷水，解巴豆毒。

味苦性寒，以姜汁炒用则止呕、清心、清胃，且治一切时气，又解诸般恶毒。盖以姜汁炒，则和其寒而性轻，抑且小变其性，以引至热处，而使之驯化，不使其有抵牾之患也。其如欲上清头目、口疮之类，酒炒尤佳。如欲去下元之热，生用亦可。或谓治消中，涤暑，治烦躁，疗疮疡，皆以其清心、清胃也。又谓厚肠胃，盖肠胃为湿热所扰，而为痢、为痛，得此苦寒之剂，则湿热除而痛去，脾胃自是而厚矣，非谓药有厚肠胃也。苟或中有虚寒作泻者，不可误用。又与木香同用，消心下痞满。同吴茱萸炒，治肝火兼胁与小腹边痛。其伏梁心积，当此少用之。如停食受寒及伤寒早下所致者，其可用此固冷之剂哉！

又曰：除肠红，因湿热者为宜。若阴虚下血及损脾而血不归脾者，则不可用也。又入少阴经，性苦燥，故入心，火就燥也。然泻心火，又除脾家湿热，非有二也。盖苦以泻心，实所以泻脾，为子能令母实，实则泻其子，泻脾即所以泻心也。又苦入心，寒除热，大黄、黄连之苦以导泻心下之虚热。治赤眼，乳汁浸点。

黄芩

味苦，气平、寒，无毒，阴也，可升可降，轻薄者，入手太阴经；细实者，入手、足阳明经。中枯而飘者，泻肺火，消痰利气；细实而坚者，泻大肠火，养阴退热。中枯而飘者，除风湿清①热于肌表；细实而坚者，滋化元退热于膀胱。

黄芩苦寒，乃肺家本药。盖肺苦气上逆，急食苦以泻之。枯飘者名宿芩，入肺经，酒炒上行，主上部积血，而消膈上热痰。细实者名子芩，入大肠，除腹痛后重，而治下痢脓血。与芍药、甘草同用，又主安胎圣药，以清热降火故也。又得厚朴、黄连，止腹痛。得五味子、牡蒙、牡蛎，令人有子。得黄芪、白蔹、赤小豆，疗鼠瘘。缩砂安胎，治痛行气；黄芩安胎，降火下行。若血虚而胎不安者，阿胶主之。

知母

味苦、微辛，气寒，无毒，味厚，阴也，降也，足少阴本经之药也，又入手太阴。泻肾火，滋肾之水。润肺燥，清肺之

---

① 清：明本作"留"。

金。退邪气不解之烦热，疗虚劳有汗之骨蒸。勿犯铁器，犯之损肾。

知母苦寒，滋阴降火，乃肾家本经药也。味带辛，又入肺而润燥，则金清而水源益滋，自能制火，故肾虚火动而消渴烦渴及虚火干肺而咳嗽者，皆当用之。其或肺中停寒而嗽者，及肾气虚脱无火证，而尺脉微弱者，皆不宜用。

《心》云：泻足阳明胃火热。盖阳明亦属燥金也，热邪入胃，故白虎汤中用此。治不眠之烦燥，佐石膏以清胃之源，而烦燥自止，故云治消渴者亦此也。

补肾水，泻去无根火邪；消浮肿，为利小便佐使。初痢脐下痛者能却，久疟心烦热者堪除。治有汗骨蒸热痨，疗往来传尸疰病。润燥解渴，患人口干，宜倍用之。止咳消痰，久服不宜，令人作泻。引经上颈，酒炒才升。益肾滋阴，盐炒便入。阴虚火动，溺炒降下。阳实水燥，蜜炙润中。黄柏均同四制，滋阴降火良方。

瓜蒌根①

味苦，气寒，无毒，阴也，降也。行津液之固结，降烦热之燔腾，故除消渴引饮及疸发如金。疗疮疡有消肿毒之验，行滞血有通月水之征。苦而不燥，寒而不停，除血中郁热之圣药也。即天花粉，亦名栝蒌根。

苦寒纯阴，能降火行津液，故主消渴，身黄，通月水，止小便利等，皆苦能入心、降火、行津之力也。又排脓消肿及热狂时疾，以能降火生津，则血脉通而热毒解矣。如脾气虚寒诸证，不渴不烦热者禁用。枸杞为之使，恶干姜，反乌头，畏牛膝、

---

① 根：原脱，据明本补。

干漆。

玄参

味苦、咸，气微寒，无毒，阴也，可升可降，入足少阴经。热结聚而能疗，热散漫而能清，寒热兼而神昏可愈，劳热盛而水竭堪凭，乃枢机之剂，管领诸气上下，肃清而不浊。以此论之，治空中氤氲之气，散无根浮游之火，此为圣药也。恶黄芪、干姜、大枣、山茱萸，反藜芦。用时勿令犯铜。强阴益精，补肾明目。治伤寒身热支①满，忽忽如不知人。疗温疟寒热往来，洒洒时常发颤。除女人产乳余疾，祛男子骨蒸传尸，逐肠内血瘕坚癥，散颈下痰核痈肿。

玄参咸入肾，而苦降火，足少阴之剂，故强阴明目，补虚劳骨蒸，以其入阴经也。治伤寒忽忽，温疟洒洒，由苦寒能降火也。又主积聚血瘕，颈核痈肿，产乳余疾，以咸能走荣而软坚也。风药中多用之，故《活人》治伤寒阳毒，用玄参升麻汤。治汗、吐、下后毒不散，即知肃清枢机之剂。以此论之，治空中氤氲之气，无根之火，以玄参为圣药也。

东垣云：治结热毒痈，清利咽膈。

江云：逐热以清班。咽下②乃③少阴经穴道。

苦参

味苦，气寒，无毒，阴也，降也。疗黄疸湿热而有效，主狂乱疫热而有功。除痈癞热风之毒，止肠癖热痢之红。玄参为之使，恶贝母、菟丝，反藜芦。凡使，先须用糯米浓泔浸一宿。少入汤

---

① 支：原作"肢"，明本同，据《政和本草》"玄参"条改。
② 咽下：原脱，据明本、《本草发明》补。
③ 乃：原作"及"，据明本、《本草发明》改。

用，多作丸服或浸酒。属水而有火，能峻补阴气。或得之而腰重者，以其气降而不升也，非伤肾之谓也。治大风有功，况风热细疹乎！少阴肾经之君药也。

《发明》云：气味苦寒，能除湿降火。时方多用治痈肿疮癞，此专功也。时疫狂燥垂死，或用此酒煮吐之，或煎服汗之皆愈。

草龙胆

味苦、涩，气大寒，无毒，阴也，降也。去肝经之邪热，胃中之伏热，下焦之湿热。得酒浸而佐柴胡，有除目中邪热[①]之妙。其气大寒，空心勿饵。

疗湿肿脚气，止小儿惊痫。

《发明》云：此退肝经邪，兼除下焦湿，然益肝胆为专，故主惊痫客忤。皆肝经风药。湿肿脚气，良由苦寒除热，风以胜湿也。又治目赤肿、睛胀、瘀肉高起痛甚，酒浸佐柴胡，治眼必用之药。以目属肝，能退肝经热邪耳。纯阴上行，外行须酒浸。空腹勿服，令人遗溺，亦苦寒下泄之过。入足厥阴、少阳、少阴经。贯众为之使，恶防葵、地黄。

连翘

味苦，气平、微寒，无毒，阴也，气味俱轻，可升可降，通行诸经之药。疗疮疡之结热，诸经之客热，心经之郁热，下焦之淋热，既有清热之功，又有散结之妙，亦奇药也。

性凉而轻散，故能散心经客热，除脾胃湿热，消诸经痛肿，为疮家圣药。其通淋利水，乃除湿热之功。消痈肿瘰疬，由轻

---

① 邪热：明本作"热毒"。

散之力，除心家客热也。

治诸血证，以防风为上使，连翘为中使，地榆为下使，不可不知。惟实者宜用之。

又除六经热，与柴胡同功。但此治血热，柴胡治气热，为少异耳。

地榆

味苦、甘、酸，气微寒，无毒，阴也，降也。主下部积热之血痢，止下焦不禁之月经。入手阳明、足厥阴经。地榆虽理血病，性沉寒，惟治下焦，故主妇人崩带，月水不止，肠风下血，痔瘘热泻，血痢等证，皆下部血热也。若清气下陷，虚寒人水泻，及冷痢、白痢等疾宜忌之。

青黛

味咸、甘，气寒，无毒，阳中之阴，可升可降。收五脏之郁热，泻肝经之积热，疗天行之疫热，去小儿之肝热。入手太阴、足厥阴经。治小儿疳痢羸瘦、毛焦骨热尤良。亦消食积，杀恶虫，物化为水。

天门冬

味苦、甘，气大寒，无毒，气薄味厚，阴也，降也，入手太阴、足厥阴经。致津液能止燥渴，强骨髓能补精源。肺受火邪而喘嗽可疗，血热侵肺而吐衄可疗①。但①专泄而不收，故寒多人禁服。忌食鲤鱼，地黄、贝母为之使。

《发明》云：苦甘而寒冷能补，故保定肺气、清肺热之功居多。肺热清，故咳逆喘急皆定。暴风湿偏痹，属肺热者亦消矣。

---

① 但：原作"俱"，据明本、《本草衍义》改。

金清滋水化源，故通肾气，强骨髓，生津而消渴自止。热清气宁，则血归经，而妄行吐衄淋沥亦止，小便亦利矣。肺热清，则大肠润而燥结除也。肺主皮毛，故能养肌肤，悦颜色。冷而能补，故镇心而润五脏。亦以肺为五脏华盖，主持诸气故耳。"保定"二字即润之之义也。

同参、芪煎服定虚喘促。和姜、蜜熬膏，破顽痰癖。天门冬自然汁三碗，姜汁半碗，蜜一碗，共和匀煎膏。单味研末调酒，久久益气延年。又治肺痈肺痿。盖苦泄滞血，甘助元气，寒去肺热，此三者天门冬之功焉。虚热者加用正宜，虚寒者切禁莫服，因专泄不能专收故耳。脾虚者亦禁服。若治肺虚劳嗽，又不如麦冬之补也，或兼用之亦可。

麦门冬

味甘、微苦，气平、微寒，无毒，阳中微阴，降也，入手太阴、少阴经。退肺中隐伏之火，生肺中不足之金。止燥渴，阴得其养；补虚劳，热不能侵。除心经客热，安神益气；滋肾水化源，强阴益精。去心焙干用。地黄、车前为使。畏苦参、木耳，恶苦瓜、款冬。经枯乳汁不行，堪资作引。肺燥咳声连发，须仗为君。加五味、人参，三者名生脉散子，专补元气。与地黄、阿胶、麻仁共用，能润经益血，复脉通心。肺燥气热，以酸收之，以甘缓之。门冬之甘，润肺除热。

按《本经》用治脾胃多，后人用治心肺之功居多，故云肺中伏火。伏火既去，则肺金生而心亦清，心清而神亦保安矣。惟肺金生，则金能生水，又能强阴益精。心清神安，则气血和畅，又能治血妄行。然又能复脉者，何也？盖心生脉，而百脉皆朝于肺经。若润其肺，清其心，则脉亦调和，气无所阻，必听命以遂脉之通畅，此复脉不可缺也。

按云：天、麦①门冬并入手太阴经，而能驱烦解渴，止咳消痰，功用略同。然麦冬兼行手②少阴，每每清心降火，使肺不犯于贼邪，故止咳立效。天门复走足少阴，屡屡滋阴助元，令肺得全其母气，故消痰殊功。盖痰系津液凝成，肾司津液者也，燥盛则凝，润多则化。天门润剂，且复走肾，津液纵凝，亦能化解。麦冬滋润虽同，经络兼行则异。故上而止咳，麦门少胜；下而消痰，天门为尚。

先哲云：痰之标在脾，痰之本在肾。

又云：半夏能治痰之标，不能治痰之本。以是观之，则天门能治痰之本，不能治痰之标，非但与麦门殊，亦与半夏异也。天门冬止痰嗽而润心肺，引熟地而至所补之地。麦门冬生脉清心，止烦渴而除肺热，引生地而至③所生之处。

泽泻

味甘、咸，气平，无毒，阳中之阴，降也，入足太阳、少阴经。去胞垢而生新水，退阴汗而止虚烦。主小便赤涩仙药，疗水病湿肿灵丹。咸味涌泄为阴。泽泻之咸，以泄伏水，滑利窍，故能除湿、通淋、止渴。治水肿，止泻痢，以猪苓佐之。无此疾者，服之令人眼疾。盖以眼中有水，属膀胱，过于分利，则膀胱水涸而火生矣。故下虚之人不宜服之。仲景八味丸用之者，不过接引桂、附等，归就肾经耳。其止阴汗、生新血、补阴不足、止泄精，恐非渗泄之剂所能治也。又淋渴、水肿，肾虚所致者，皆不可用。惟下焦湿热，致精泄者用之当。留垢，即

---

① 麦：原脱，据明本补。
② 手：原作"乎"，据明本及上文改。
③ 至：原作"主"，据明本及前文文例改。

腹中陈久积物也。以其味咸能泻伏水，故去胞中留垢。除湿行水之捷药也。东垣取其能退肾邪，《本草》称其补虚明目，恐皆非也。久服令人面光，且令无子。六味丸用之者，以其渗脾湿，退肾火，为向道①耳。亦不宜多用服。

车前子

味甘、咸，气寒，无毒，阳中之阴，降也。道②肝热之上冲，治眼目之赤痛。除湿气之内郁，利小便之淋癃。虽利小便而不走气，实与茯苓同功。一名牛舌草，又谓虾蟆衣。咸寒兼甘，通利中有补，所谓利小便而不走气也。入手太阳、太阴，足厥阴经。其利水除湿，通淋利便，乃通利水道之力。若强阴益精，令人有子。止遗精、白浊、尿血，治肝中风热冲目赤痛障翳，补五脏。虽咸寒泻火，而滋阴除湿之功多矣。以甘草梢佐之，除茎中浊痛，配菟丝、枸杞子之类，能滋肾补阴壮阳，非止利水而已。

《本草》指其尤能明目，何也？大凡逐水之剂，俱损于目，惟此最能解肝与小肠之热，热退目愈，如锅底抽薪，非谓泄水目愈也。细类葶苈，采择端阳。专入膀胱，兼疗肝脏。

木通

味甘，气平、寒，无毒，阳中之阴，降也。泻小肠火积而不散，利小便热结而不通。

泻小肠火，无他药可比。利小便闭，与琥珀同功。

---

① 道（dǎo 导）：引导、疏导。《左传·隐公五年》"邾人告于郑曰：请君释憾于宋，敝邑为道"陆德明《释文》："道，本亦作导。"

② 道（dǎo 导）：明本作"导"。

大戟

味苦、甘，气大寒，有毒，味厚，阴也，降也。泻积水之肿满，破瘀血之坚癥。泻积水损肺之气，破瘀血堕胎之形。即泽漆根。与甘遂同为泄水药。以苦燥能胜湿利下也，故主十二水腹满急痛。利大小肠，逐瘀血，破癥结，堕胎孕，皆利下之用也。量人虚实，勿轻服之。

甘遂

味苦、甘，气大寒，有毒，味厚，阴也，降也。破诸滞疏泄而不停，透三焦直往而无碍，治水长于收决，用当审其利害。

专行水攻决为用，故能通水直透所结处。阴干连珠者良。瓜蒂为之使，恶远志，反甘草。

黑牵牛

味辛，气热，有毒，阳也，降也。导水湿肿满，泄肺气窒塞。行水气有通利之雄，泄肺气有耗散之失。入手太阳、阳明，足阳明经。有黑白二种，黑者入药，炒用。此味感南方火热之化，得辛辣之味，久嚼猛烈雄壮。然辛以入肺，但能泻气中湿热，不能泻血中湿热。况湿从下受，下焦主血，是血中之湿，宜用苦寒之味，今反以辛药泻之，是血病泻气，使气血俱虚，伤人必矣。若病湿胜，气不能施化，致二便不通，则宜用之。气病者无多食辛，此味辛辣雄①烈，比诸辛药泻气尤甚，不可轻用。

葶苈

味辛、苦，气大寒，无毒，阳中之阴，降也。甜者主治亦同，但其性稍缓于此。泄水气之横流，疗遍身之浮肿，降肺气

---

① 雄：原作"雉"，明本同，据上下文义改。

之奔迫，下痰气之汹涌。性极峻泄，虚者勿用。

江云：泻肺喘而利小便。炒须纸隔。入手太阴、少阴，足太阴、太阳经。

专行水走泄，兼利肺气，有甜苦两般，苦者行水走泄迅速，壮人证重者宜之，以苦下泄也。甜者形瘦证轻者宜之，以甜行泄少缓。但《本经》只言苦辛，则甜者缓而不复入泄利药也。

恒山

味苦、辛，气寒，有毒，阴中之阳，升也。吐胸膈之顽痰，截诸疟之邪气。虽有劫病之功，当为虚者之忌。乃蜀漆根也。入足厥阴经。忌菘①菜、鸡肉、葱。服此忌茶茗。形如鸡骨者良。恒山属金，有火与水，性暴悍，善驱逐，伤人真气，病者虚怯勿轻用。惟截疟为专，然必露冷过宿，勿热服及多服。

草果

味辛，气温，无毒，阳也，可升可降。散脾胃之寒，消久停之食，截老疟之痰，止呕吐之疾。入足阳明、太阴经。

草果辛热，专道滞逐邪，故消宿食，除胀满，去邪气，却冷痛。同砂仁温中，同青皮泄肝邪，佐常山截疫疟。然辛烈过甚，大耗元阳，虚弱人禁用。

按东垣诸书，所以诸药性之升降浮沉，大抵不离于气味阴阳之道。故阳药多浮，阴药多沉，阴中之阳能升，阳中之阴能降，此造化自然之理也。或阳沉而阴浮，阳中之阴能升，阴中之阳能降，而又不拘于气味阴阳者，此根梢之上下，形质之重轻，地土之南北，时月之寒暑，禀赋不同各有优劣。故今所注

① 菘：原作"崧"，据《政和本草》"常山"条引《日华子》改。

药性，因其体用之能，故不拘于彼也。

通草

味甘、平，性微寒，无毒，降也，阳中之阴也。其用有二：阴窍涩而不利，水肿闭而不行。涩闭两俱立验，因有通草之名。

《赋》云：退肿而闭癃舒泰，利水而阴窍通和。

大黄

味苦，气大寒，无毒，味极厚，阴中之阴。其性走而不守，入手、足阳明经。通肠胃诸物之壅塞，泄脏腑结热之熏蒸。荡涤峻快，推陈致新。故曰夺土郁而无壅滞，定祸乱以致太平。

苦寒而决泄者也。生用则通肠胃壅塞结热，熟用能治诸毒疮疽久不收口。盖以诸毒疮疡，皆属心火。大黄熟用则能泻心，抑且宣气消痈而除结热也。酒浸入太阳经，酒洗入阳明经，余经不用。有实邪者二三剂亦可，虚弱者一剂亦须慎之。

按：仲景治心气不足，吐血衄血，泻心用大黄、黄芩、黄连。夫心气既虚，不用补而用泻，何也？此因少阴经阴气不足，而本脏之阳气尤甚，热邪乘虚而客之，致阴血不宁，妄行吐衄。今以苦泄其热，使之和平，即以苦补其心，则血归经而自安矣，一举两得。有是症者，用之辄效，在量其人之虚实可也。

川乌

味辛，性温，有毒，浮也，阳中之阳也。其用有二：散诸风之寒邪，破诸积之冷痛。

乌头辛热行经，故散诸风寒邪，破诸积冷痛。

天雄

补上焦之阳乏。侧子主痈肿与湿风。

按：天雄长而尖，其气亲上，故补上焦阳虚。凡风寒湿痹属上焦者，用此为良。

附子矮而圆，其气亲下，故能补下焦阳虚，凡沉寒痼冷，下元虚脱者，用之为当。乌头原生苗脑，得母之气守而不移，故散胸腹风寒冷痹，破心腹积聚为最。

附子旁有小颗名侧子，辛热大毒，与附子同。以旁生体无定，在其气轻扬，宜发四肢充皮毛，为风疹妙药。

海藻

味苦、咸，性寒，无毒，沉也，阴中之阴也。其用有二：利水道，通闭结之便；泄水气，消遍身之肿。又云：散瘿破气，治疝无难。海藻咸能软坚，故主消瘰疬瘿瘤。昆布系海菜，与海藻相近同功。

萎蕤

味甘、平，性温，无毒，降也，阳中之阴也。其用有四：理风淫于四末，除眦烂于双睛，男子湿注腰痛能痊，女子面注黑黯可灭。

萎蕤润肺，除虚热之药。盖润肺以滋水之化源，故能补虚除热。

沙参

主诸疝之绞痛，疥癣恶疮，兼消肿以排脓，资调五脏。

《发明》云：沙参补五脏之阴，然益肺养肝之功为专。《本草》主补中，益肺气，安五脏，久服利人。此补五脏之阴也，而益肺肝自在其中。

汉防己

除脚气，行十二之经；补膀胱，为下湿之治。上治风，下治湿，故云通行十二经。防己须治脚气湿热，必须真正。

防己气寒苦辛，阳中之阴，治腰以下至足湿热肿盛，补膀胱，去留热，通行十二经，及治中风手脚挛急。

按：木、汉二防己，即是根、苗为名。汉主水气，木主风气。

苦寒以除湿，辛以散风寒，治下部湿热居多，兼治上部风热。但在①上湿热可用，下焦湿属虚寒者审用之。

何首乌

味甘、苦、涩，气微温，无毒。有雌雄二种，雌者淡白，雄者浅红，雌雄相兼，功效乃获。主瘰疬痈肿，疗头面风疮，长筋骨，悦颜色，益气血，止心痛，久服添精，令人有子，妇人带下，为末酒调。原名交藤，一名夜合。因何公服之，白发变黑，故改名为何首乌也。

何首乌十二经络所不收，观其藤夜交，乃阴分补血之药也。滋阴则消疮肿，养血则黑毛发，美容颜，补老瘦，利腰膝，及妇人产后带下诸血疾，酒调服。久服长筋骨，益精髓，延年。老年服食尤为至要。

《发明》云：除风湿，益血气之药。用竹刀切，米泔浸一宿，木杵捣，忌犯铁器及猪羊血、萝卜。赤白合用为妙。茯苓为之使。

《经验》云：治恶疟诸药不效，用何首乌一两作一剂水煎，发日加酒二盏，空心温服，立愈。或加三四钱入治疟药内，尤效。《本草》原无此法，今屡验，补入以济人之苦疟。

一云：只用水钟②半，煎一钟，去查③，露一夜，发日空心

---

① 在：原脱，据《本草发明》"防己"条补。

② 钟：同"盅"。

③ 查（zhā 扎）：渣滓。《农政全书·水利·泰西水法下》："查，滓也。查无用筷，择其过大者去之。"

温服，治久疟立愈。

使君子

味甘，气温，无毒。用须慢火微煨，去壳，便可嚼食，或和诸药凭作散丸。去白虫而除五痔，杀蛔虫而止泻痢。因郭使君用治小儿，后人竟名之曰使君子。入足太阳、阳明经。专治小儿疳积虫积，故主小儿五疳，小便白浊如泔，杀虫，治泻痢。小儿每岁止用二个。每食损胃，令人发哕。

肉豆蔻

属金与土，温中补脾。

《日华子》称其下气，以脾得补而善运化，气自下也。多服则泄气，得中则和平其气。

又名肉果。入足阳明、太阴经。为脾胃虚冷，泻痢不愈之要药，小儿伤乳吐泻尤为至要。但未去之积，不可以此先涩。以糯米粉裹熟用，勿犯铁器。气味辛热，能温肠胃，逐寒气。面煨亦可。

芦荟

入足厥阴肝、手少阴心。明目，镇心，杀虫，疗疥癣。难得其真。

《发明》云：苦寒，消风热，小儿热疳圣药。

阿魏

主传尸而破虫积。银屑①安五脏而可镇惊。阿魏散邪气，消

---

① 银屑：指阿魏凝固后的汁液。《政和本草》"阿魏"条引雷公云："凡使，多有讹伪。其验有三，第一验：将半铢安于熟铜器中一宿，至明沾阿魏处白如银，永无赤色。"

坚积。入手、足阳明经。体性极臭而能止臭，亦奇物也。

胡黄连

疗骨热，疳痢清宁。

《发明》云：胡黄连苦能清热，多理小儿。

巴戟

入手、足少阴经。甘温补肾家虚寒为最，辛兼润肺而散风邪。

《本草》称其安五脏，补中益气，强阴助阳。但其性多热，同黄柏、知母则强阴，同苁蓉、锁阳则助阳，贵乎用之之人用热远热、用寒远寒耳。治阴疝白浊，补肾尤滋。

石斛

甘能养脾胃，清虚热，平补下焦肾脏元气居多。入足阳明胃、少阴肾。治脚软，主伤中，补五脏虚劳羸瘦，强阴下气，平胃长肌，逐皮肤邪热。酒洗蒸用。朱丹溪①取其独用为妙。

续断

入足少阴肾、太阳膀胱。主伤寒，补不足，益气力，续筋骨，止痛，生肌，及跌折、恶血、腰痛，女人胎漏尿血及产后诸病，暖子宫。味甘、辛，性温，地黄为之使，恶雷丸。

《发明》云：此活血养血兼滋阴补气之药。要之，续补伤损血脉筋骨之用为专。

骨碎补

味苦，性温，无毒，入足少阴肾。最能固齿杀虫，不惟疗

---

① 溪：原脱，据《局方发挥》补。

跌打损伤，又治骨中毒风，气血疼痛。

《发明》云：专主破血，亦能止血。故主补骨节伤碎折伤为专功。

佛耳草

消痰涎而咳嗽可止，升肺气而寒邪就温。

《发明》云：气热味酸，入手太阴经。热能温肺寒，故主寒嗽及痰，除肺中寒，大升肺气。宜少用，过服损目。款冬花为使。

忍冬草

散肿消痈，疮疡莫缺。

一名金银花，一名鹭鸶藤。入手太阴经。时方专治痈疽要药，未成毒即散，已成毒则溃。

荜茇

辛烈大温，走泄冷气。

灯心

属金与火，利水清热。

夏枯草

三四月开花，夏至时候即枯。盖禀纯阳之气，得阴气则枯也。入足阳明胃、厥阴肝。不特治瘰疬瘿瘤，散血破癥，生肌解毒，疗脚肿轻身之品。

御米壳

即罂粟壳。

味酸、涩，主收，固气。主虚劳久嗽，湿热久痢，用以止之。若初病即用，反致他患。罂粟入手阳明、太阳经。治翻胃，胸中痰滞，及丹石发毒。和竹沥煮粥食极美。又服此药后，诸药鲜能获效，慎之。

山豆根

苦寒。解热毒，止咽喉肿痛之圣药也。取汁服之。磨水噙亦妙。入手太阴肺、少阴心。除热消肿，能吐痰涎。

大风子

苍耳子

风家要药。

蛇床子

苦而辛甘，阴中之阳。益阴分中阳道，故主男子阳痿不起，妇人阴中肿痛。令子脏热，敛阴汗，阴间湿痒。

又入手太阴肺、足少阴肾。肺主皮毛，治风湿疮疥。服之壮颜色，强肾，令人有子。

石韦

甘、苦，寒。大约清热利水，故主膀胱热满，五癃淋闭不通。

萆薢

长于去湿。

瞿麦

专主通利，治血通淋而最捷。

地肤子

味苦，气寒。利水道，除湿热。

百部

主肺热。止久嗽为专功。

甘松

三奈

入手太阴肺。虽为开胃止哕，大都耗气。且诸香惟真安息能杀虫止劳，余皆开窍惹劳。虚损之人不宜闻与食之也。

木贼

益肝胆，明目。

大小蓟

能养精安孕，止吐衄血崩。

茅根

止吐衄血，取汁煎尝。

白头翁

味苦，性温，无毒，可升可降，阴中之阳也。其用有四：傅男子阴疝偏肿，治小儿头秃膻腥，鼻衄血无此不效，痢赤毒有此获功。

卷之二

木部五十六种

枸杞子

味苦、甘，气寒，无毒，阳中之阴，可升可降，入足少阴、厥阴经。明目疾，生目之血。除肾燥，益肾之精。江云：补漏精。入丸最妙。

添精固髓，健骨强筋。滋阴不致阴衰，兴阳常使阳举，更止消渴，尤补劳伤。

甘泉州出者妙。至于土产，止于利大小肠，明目清心，除烦热而已。根名地骨皮，入手太阴肺、手少阳三焦、足少阴肾。除热清肺，治咳嗽，凉血凉骨之品。其余大率与子同功。《发明》云：枸杞子补肾之功大。

山茱萸

味酸、涩，气平，微温，无毒，阴中之阳，可升可降，入足厥阴、少阴经。秘精髓，补水脏之损；暖腰膝，壮一①身之罴②。

《发明》云：味酸入肝，为能益肝以收滑固精、补肾经之本也。八味丸中用之，取其收涩以固精耳。

所用暖腰膝，壮元阳，必投入血分及肝肾二家引经之药，

---

① 一：明本作"下"，当是。
② 罴（pí 皮）：疲劳。《广雅·释诂一》："罴，劳也。"

方尽其长。其核最能滑精，故用之必去。亦能止小便利，以其味酸也。

杜仲

味辛、甘，气温、平，无毒，阳也，可升可降，入足少阴肾。止肾虚之腰痛，除足弱之酸疼。

《发明》云：杜仲益肾气，助下焦之要药也。故《本草》主腰脊痛，补中益气，坚筋骨，强志，皆益肾之功。又除阴下湿痒，小便余沥，脚中酸疼，皆助下之力也。姜汁炒，去丝用。与牛膝交相为功。

茯神

味甘、淡，气平，无毒，阳中之阴，可升可降。疗眩晕，定上气之乱；安神志，益心气之虚。

江云：定心安神。

《赋》云：治风眩心虚，安痫定志，止心下急痛，惊悸虚劳。

酸枣仁

味酸，气平，无毒，阴也，可升可降，入手少阴心，足少阳胆、厥阴肝。助中正之腑，益君主之官[1]，故疗胆志弱怯，而止心气虚烦。胆热多睡，生用之效；胆虚不寐，熟用之功。又能收虚汗。

《发明》云：枣仁安和五脏，大补心脾。然补心脾之功居多。盖心主血，脾裹血，惟大补心脾，则血归心脾而神志宁，五脏得血而养者亦安和矣。故《本草》主烦心不得眠者，血少

---

[1] 官：原作"宦"，据明本改。

故耳。若心脾血足而五脏安和，则睡卧自宁矣。

又方书云：胆虚不眠，寒也，炒香为末，竹叶汤调服。云胆虚者，肝与胆相为表里，血虚则肝亦虚，肝虚则胆安得而独旺乎？

又云：胆实多睡，热也，生用为末，茶姜汁调下。夫谓胆热多睡者，盖胆热由于肝气大旺，肝旺则木邪加克脾土，脾主四肢，又主困倦，所以令人多睡。盖枣仁秋成者也，生则全得金气，而能制肝木，肝木有制，则脾不受侮，而运行不睡矣。

柏子仁

味甘、辛，气平，无毒，阳也，可升可降，入手少阴心，足太阴脾、少阴肾。暖骨髓，润肾经之燥。安神志，益心气之虚。

江云：养心脾而有益。

《发明》云：润肾之药也。盖肾苦燥，藉此甘辛润之，自能生益精血，则五脏安和，而凡虚损等症亦治。目得血而能明，耳得血而能聪。心神足，惊悸恍惚自定矣。

桑白皮

味甘，气寒，无毒，阳中之阴，降也，入手太阴经。导肺腑之喘渴，泄肺水之虚浮，咳嗽唾血者可用，痰盛气逆①者宜投。

甘则能补虚，寒则能利水。故《珍珠囊》曰：益元气不足，而补中虚；泻肺气有余，而止嗽咳。其说当矣。

江云：除肺中水。

---

① 逆：原作"通"，据明本改。

又云：泻肺气之有余。盖气余为火，是辛以泻肺火也。然肺中有水，则停湿而生痰，痰生热而伤肺，是以咳嗽唾血、热渴劳伤之候作矣。今言除水气，正所以泻火邪也。湿热生痰，嗽而伤肺，此为要药。若劳极之咳，又当用润肺补肺之剂，如款冬花、紫菀、沙参之类也。

竹沥

味甘，气寒，无毒，阳中之阴，可升可降，入手太阴肺，足少阴肾、太阴脾。但润用颇缓，欲行经络，须以姜汁传送。涤脏腑之烦热，化内外之虚痰。痰在四肢者，非此不去；痰迷心窍者，用之能安。中风失音能治，痰盛气虚可用。

竹沥味甘性缓，能除阴虚之有大热者。

《本草》云：大寒者，言其功也，非以气言。不然，人吃笋自幼至老，可无一人因笋寒而有病？沥即笋之液，况假火而成，何寒之有？

竹沥烧取与荆沥同，横锯截尺余，直劈作数块，两砖架起，紧火中烘，沥从两头流出，每沥一杯，加生姜自然汁二匙。却阴虚发热，理中风噤牙。小儿天吊惊痫，入口便定。妇人胎产闷晕，下咽即苏。止惊悸，破痰涎。痰在手足四肢，非此不达；痰在皮里膜外，有此可驱。但俗反以大寒置疑不用，不知系火煅出，又佐姜汁，有何寒乎？

丹溪云：虚痰用竹沥，实痰用荆沥，二味开经络、行血气要药也。俱①加姜汁传送。

荆沥

味苦，气寒，无毒，阴也，降也。助以姜汁之辛，又行经

---

① 俱：原缺坏为"但"，据明本改。

络，涤心胃之烦热，化经络之风痰。人虚胃弱者勿用，痰盛气实者能安。

桂

味甘、辛，气大热，有小毒，阳也，可升可降。大抵重厚者易于下行，轻薄者长于上升，此天地亲上亲下之道也。桂入手少阴，枝入足太阳经。入三焦，散寒邪而利气，莫如肉桂。达身表，散风邪而解肌，还须桂枝。入血脉有通利之妙，佐百药有宣导之奇。

欲补肾以下行，须用肉桂。如上升而发表，桂枝可通。

桂有四等，在下最厚者曰肉桂，气热味重，堪疗下焦寒冷，并秋冬腹内冷痛。泄奔豚，利水道，温筋暖脏，破血通经。

《经》云气"厚则发热"是也。去其粗皮，而留其近木之味重而最精者曰桂心，入二三分于补阴药中，则能行地黄之滞而补肾。由其味辛属肺而能生肾水，性温行血而能通凝滞也。在中次厚者曰官桂，由桂多品，而取其品之高也，主中焦有寒。在上薄者曰薄桂，走肩臂而行肢节之凝滞，肩臂引经多用之。其在嫩枝之最薄者曰桂枝，伤寒、伤风之有汗者宜用之，以微解表也，非固表也。惟有汗者，表虚而邪微，故用此气薄辛甘之剂，以轻散之，岂有辛甘之剂能固表哉？

按：《本经》谓桂止烦出汗。仲景言伤寒无汗，不得服桂枝。

江云：汗过多者，桂枝甘草汤，是又用其敛汗，何也？盖桂善通血脉，《本经》言止烦出汗者，非桂能开腠理而发出汗也，以调其荣血则卫气自和，邪无容地，遂自汗出而解矣。

仲景言汗多用桂枝者，亦非枝能闭腠理而止住汗也。盖卫有风邪，故病自汗，以桂枝调荣卫而发其邪，邪去则表密而汗自敛矣，亦甘辛发散之义也。

桂有小毒，亦从类化，与黄芩、黄连为使，小毒何施？与乌头、附子为使，全得热性。与参、冬、甘草同用，能调中益气，实卫护荣。与柴胡、紫石英、干地黄同用，却去吐逆。与巴豆、硇砂、干漆、穿山甲、水蛭、虻虫有毒之类同用，则小毒化为大毒矣。春夏禁服，秋冬宜煎。

壮年命门火旺者忌服。惟老弱幼小，命门火衰，不能生土，完谷不化，肾虚，产后下元不足，荣卫衰微者之要药也。

吴茱萸

味辛、苦，气热，有小毒，阳中之阴，可升可降。然下气最速，亦长于降也。入足太阴、少阴、厥阴经。咽嗌寒气，噎塞而不通；胸中冷气，闭塞而不利；脾胃停冷，腹痛而不任；心气刺痛，成阵而不止；寒中三阴，脚气乘虚而上冲；冷结下焦，疝气控睾而内迫。睾，音高，阴丸也。《本草》云：温中，下气。惟温中，故主太阴脾经。能下气，又兼理肺气。或云：逐膀胱受湿，阴囊作疝痛。入厥阴、少阴经也，故又能折肝木之性，而治吞吐酸水。厥阴风邪头痛，用之为引。凡用，先于汤中浸去苦烈，凡亦七过始可用。此物下气最速，肠虚之人不宜多服，服之鸣肠愈甚。又辛热，久服恐损元气。又止赤白痢，香连丸是也。

益智

味辛，气温，无毒，阳也。可升可降，入手、足太阴，足少阴经。本是脾经药，摄涎唾，止呕哕，调诸气于三焦，固遗精，缩小便，疗虚寒于水脏。

《发明》云：益智子气热味辛，主君相二火不足，温脾肾虚寒。又辛入肺而调气，有母子相关之义。心、肺、肾、脾、三焦有寒邪及虚寒者，用之为当也。故《本草》主遗精虚漏，小便余沥，是益肾之虚寒也。若肾经相火动，而致遗沥等候，禁用之。

《液》云：益气安神，补不足，安三焦。是补元气虚寒，心火相火之不足也。若心经与三焦火动者，用之反耗元气。治脾胃中寒邪，故能和中益气。而多唾属寒者亦治之，是主足太阴经药也。而脾家有湿热痰火，又不当用。至若能调诸气，是辛以散肺经之寒气，而肺热者又禁之。要之，君相二火，脾土之母也。益火之源以消阴翳，则脾胃之寒邪悉去矣。脾者，肺金之母也。脾胃之寒邪去，而肺气自调矣。肺气调，而滋水之化源，肾气自益矣。此母子相关之义，故云益智。

江云：止呕吐而清小便之频数。凡用，去皮，盐水炒，入药用。治虚寒之症，当于补药内兼用之，勿多服。老人小便多者，取二十四枚打碎，入盐少许同煎服之，奇效。

丁香

味辛，气温，无毒，阳也，可升可降。温胃寒之呕逆，散肾气之奔豚。

入手、足太阴，足阳明、少阴经。人知其能快脾止呕，不知能消冷痰疝癖。人知其能调气定痛，不知能除冷劳奔豚。若胃中有热，肺中有火者，勿轻用。

《发明》云：辛以发泄肺气，温能补胃暖肾。以生姜汁和，拔去白发，涂孔中，即异常黑。

藿香

味辛，气微温，阳也，可升可降，入手、足太阴经。开胃口，能进饮食；止霍乱，仍除呕逆。去枝茎用叶，以其芳馨①之气助脾故也。治吐逆最要之药也。

《十书》云：温中快气。此四字足以该②于手、足太阴之经矣。故入乌药顺气则补肺，入黄芪、四君子则补脾，入人参养胃及正气散则开胃也。

《发明》云：藿香甘温，入脾而助脾开胃之功居多，兼之辛温入肺而补卫快气。

蔓荆子

味苦、辛，气温、微寒，无毒，阴中之阳，升也，入足太阳经。风在表而能散，热在上而能清，止头痛兼除昏闷，去目赤又治腰痛。拣净，杵碎用。

《发明》云：蔓荆子辛温兼苦寒，能凉诸经血而散风邪之药也。其头沉昏闷、目赤等候，皆诸经血热而风淫所致也，此能凉之散之，则诸风悉去矣。要之，清头目风邪为的药也。胃冷人不可服，恐生痰疾。

五加皮

味辛、苦，气温、微寒，无毒，阳中之阴，可升可降，入足少阴肾。坚筋骨之缓弱，利周身之血气，去固结之风湿，疗日久之痛痹。酿酒饮治风痹，四肢拘挛。远志为之使。叶采作蔬食，散风疹于一身。根茎煎酒尝，治风痹于四末。五加皮辛温，散风益血之剂，故《本草》治心腹腰膝痛，强筋坚骨，及疽疮、阴痿、囊湿，小儿脚软，女人阴痒、阴蚀，且延年益寿。其散风益血，大略见矣。

---

① 馨：原作"声"，明本同，据文义改。
② 该：包括。《玉篇·言部》："该，《广雅》：包也。"

乳香

味辛、苦，气温，无毒，阳中之阴，可升可降。行结肿，消疮毒之用；利血气，止诸痛之需。乳香温经散气，故能定诸痛，疗恶疮而调血气也。

定手足十二经之痛，随上下部引经药用之，而尤益肾，补精束胎，然多服胎亦有损。

没药

味苦、辛，气平，无毒，阴中之阳，可升可降。内可治于脏腑，外可治于诸经，利诸血之壅滞，治诸血之难禁。

江云：乳香、没药而定痛，服多损骨。

《本草》云：亦疗妇人产后血气痛，入足阳明胃，与乳香同为定痛之药。能通宣气血，故与乳香同用，能止壅滞之痛。

《发明》云：疏经络、行气血之药。

苏木

味甘、咸、酸，气平，无毒，阳中之阴，可升可降。破疮疡死血，非此无功；除产后败血，有此立验。

不但此及一切跌扑损伤金疮，用以去瘀血，和新血，皆不可无。又月水不调者用之。入药惟取中心煎酒，专行积血。同防风散表里风气，调乳香治口噤风邪。

《发明》云：苏木行血散滞之用，故主破积血，产后血胀闷欲死者，水煮苦酒五两，取浓汁服。

琥珀

味甘、辛，气平，无毒，阳也，降也。破瘀血之癥结，利小便之淋癃，定心志而神惊者可疗，燥脾湿而血少者难①同。

琥珀治荣而安神利水，其消瘀血、破癥结，即治荣也。

琥珀属阳与金，古方用为利小便以燥脾土有功，盖脾能运化，肺自下降，故小便可通。若因血少不利者，用之反致燥急之苦。

侧柏叶

味苦、涩，气微温，无毒，阴中之阳，可升可降，味苦而涩，气温而快，极有止血之功，而无壅滞之害。

《发明》云：凉血燥湿补阴之要药。故主吐血、衄血及痢血、崩中赤白，轻身益气，令人耐寒暑等证，皆凉血补阴之功也。

柏属阴与金，性善守，故采其叶，随月建方，取其多得月令之气。此补阴之要药，其性多燥，久服之大益脾土以滋其肺，尤能清血分。

枳壳

味苦、酸、辛，气微寒，无毒，阴中微阳，可升可降。去心下痞塞之痰，泄腹中滞塞之气，推胸膈久宿之食，削腹中远年之积，疏风痒疮疹盈肌，破诸气走痛如刺。误犯诛罚无辜之条，必伤胸中至高之气。泻痰、下气、破结之药，故能宽肠利膈，亦去宿粪。又主遍身风痒疮疹等疾，以其高主皮毛、胸膈之病也。实证宜用，虚证不宜用之，以损气故也。配桔梗消膈上之痞，佐白术能安胎，同甘草能瘦胎，和黄连能灭痔。但多用损至高之气，久泻不实者亦忌用。陈久者良。参苏败毒散，

---

① 难：原作"惟"，据明本改。

一切用之，亦以其能疏皮毛、胸膈之病也。

厚朴

味苦、辛，气温，无毒，阴中之阳，可升可降。散结气而调中，温脾胃而燥湿，泄有余之胀满，治内伤之吐痢，极有消散之功，误服夺人元气。

厚朴属土而有火，气药之温而能散胃中之实，故主腹胀也。平胃散用之以佐苍术，正为泻上焦之湿，平胃土不使太过，以至于和而已。若以为温补而泛用之，非矣。

气分中药，入足阳明、太阴经，能降胸中之气，止呕清痰①之要药。大抵专治腹胀结气，以辛温能散、苦能泄耳。春、夏、秋常用，冬间及气虚人与胃中无实邪胀气者不宜服。孕妇忌之。与枳实、大黄同用则能泄实满，是消痰下气也；与陈皮、苍术同用则能除湿满，是温中益气也；与解利药同用，则治伤寒头痛；与治痢同用，则厚肠胃。盖用苦则泄，用温则补也。干姜为之使，恶泽泻、寒水石、硝石，姜汁炒用。

乌药

味辛，气温，无毒，阳也，可升可降，入足阳明、少阴经。行中焦滞气之抑遏，散下焦冷气之攻冲。

味辛而薄，性轻热而散，气胜于味也。佐香附专治妇人诸般气证，用于风药则能疏风，用于胀满则能降气，用于气阻则能发散，且疏风寒，又治腹疼，乃疏风散寒之剂，正以其热而辛散也。此药味薄，无滋益人，但取辛散凝滞而已，不可多用。香附治内，内和而外自释也；乌药疏散宣通，其尤畅于香附也。

---

① 痰：原作"疾"，据明本改。

又去小儿积聚蛔虫，亦以疏气散寒故也。

大腹皮

味辛，气温，无毒，阳也，可升可降。疏脏气之壅滞，消水气之虚浮。下气疏脾胃有余之气，故腹胀满及浮肿者用之，气虚者不可用。入足太阴、阳明经。宽胸理气之要药也。子即大腹子，比槟榔大而扁，通大小肠，健脾开胃。俱要酒洗，后又以乌豆汁洗净方可用。

《发明》云：乃疏泄气之药，虚者禁服。其云健脾开胃调中者，得非邪气散、壅滞去，则胸中气调、胃气开而脾气亦健欤？要之，非真补剂也。

槟榔

味辛、苦，气温，无毒，阳中之阴，降也。入胸腹，破滞气而不停；入肠胃，逐痰癖而直下。故坠诸药，性如铁石；而治后重，验如马奔。入手、足阳明经。

味苦涩而微带辛，其性沉如铁石，故能调诸药下行逐水，攻脚气、治里急后重如神，取其坠也，非取其破气也，故兼木香用之，然后可耳。又谓其能破滞气，泄胸中至高之气，何也？亦以其性沉重坠，气下行则郁滞之气散而至高之气下矣。

一云能杀寸白虫，非杀虫也，以其性下坠，能逐虫下行也。广闽多服之者，亦以地暖淫蒸，居民气多上盛，故服此以降之耳。久服损真气，多服泻至高之气，较之青皮、枳实尤甚。

沉香

味辛，气温，无毒，阳也，可升可降，上而至天、下而至泉之药也。行滞气有细密之功，调诸气无耗散之失，暖腰膝有壮阳之征，疗风水有消毒之义。入足少阴、手厥阴经。最能降痰。不见火用更妙。

江云：坠气补肾，有降无升。

枳实

味苦、酸，气温，无毒，阴也，降也。消心下之胀满，泄胸中之痞急，逐内蓄之痰饮，破久停之宿食。入足阳明、太阴，手少阴经。以柴胡、黄芩、竹茹佐之则温胆，以白术、二陈佐之则消痰。非白术不能去湿，非枳实不能消痞。

性酷而速下，能消实痞，去坚结之功多。若云益气利五脏，必主以参、术、枣、姜之类，斯能安胃益气。若佐以厚朴、硝、黄之类，则又破血而散结。要之，结痞散除，则胃气得养，五脏亦利，而血亦滋生矣。此亦拨乱反正之意也。

江云：枳壳、枳实一物也。壳大，性详而缓，治高。高者主气，治在胸膈。实小，性酷而速，治下。下者主血，治在心腹。壳治胸膈，故胸中痞，肺气结也，有桔梗枳壳汤。实治心腹，故心下痞，脾气积也，有白术枳实汤。盖白术补脾，枳实去脾经积血，脾无积血，则不痞也。

黄柏

味苦、微辛，气寒，无毒，阴也，降也，足少阴、太阳药也。泻下焦隐伏之龙火，安上出虚哕之蛔虫，脐下痛单制而能除，肾不足生用而能补，痿厥除湿药不可缺。

味辛性寒，走少阴而泻火。今人谓其补肾，非也。特以肾家火旺，两尺脉盛，而为身热、为眼痛、为喉痹诸疾者，用其泻火，则肾亦坚固，而无狂荡之患矣，岂诚有补肾之功哉！故肾家无火，而两尺脉微弱，或左尺独旺者，皆不宜用。《内经》所谓强肾之阴，热之犹可。此又不可不知。

加黄芪汤中，使足膝气力涌出，痿躄即差。和苍术散内，即二妙散。裨①下焦湿热散行，胀肿易退。佐泽泻，利小便赤涩。配细辛，擦舌颊红疮。解消渴，除骨蒸，肠风连下血者立效，热痢先见血者殊功。去脐腹内虚疼，逐膀胱中结热，女子带漏亦可治之。

蛔得甘则动，得苦则安。又能安蛔者，苦以降之也。治痿躄者，苦以降湿也。

山栀子

味苦，气寒，无毒，阴也，降也。入手太阴经。疗心中懊恼，颠倒而不得眠；治脐下血滞，小便而不得利。疗湿热内郁而发黄，治邪气上冲而目赤。

易老云：轻虚而象肺，色赤而象火，又能泻肺中之火。家园者不入药，七棱九棱者良。加生姜、橘皮治呕哕不已，加厚朴、枳实除腹满而烦，加茵陈治湿热发黄，加甘草治少气虚满，加香豉去心内烦燥，加姜汁治心腹久疼。去皮治心胸热，留皮去肌表热。止血用炒黑色，去热用微炒或生。

轻浮而苦寒，专主肺经至高之分而泻肺中之火。

或云利小便，实非利小便，清肺也。肺气清而化膀胱之水，小水得此气化而出也。又能开郁通淋，治脐下血滞及治块中之火，以其屈曲下行，降火甚速耳。大病后若亡血亡津液，胃腑无润养，内生虚热烦渴者，非此不能除。胃热大呕者，用之以止吐；胃寒多呕者，用之反致吐。

---

① 裨（pí 脾）：辅佐。《汉书·项籍传》"籍为裨将，徇下县"颜师古注："裨，助也，相副助也。"

槐花

味苦，气平、寒，无毒，阴也，降也。湿郁热而生虫，大肠癖而为痔，风内抟而下血，热内扰而成痢。亦治妇人崩血不止。炒黄用，能凉大肠热，理肠风泻血，止痔血并赤白痢、胃脘痛，亦杀虫及皮肤风初起肿毒，用净槐花四五两炒，用头生酒一二碗煎，热服，得汗即效。

竹茹

味苦，气微寒，无毒，阴也，可升可降。除胃热之呕哕，止邪热之血衄。

竹茹即竹皮。皮茹削去青色，惟取向里黄皮。主胃热饱逆殊功，疗噎膈呕哕神效。

江云：治心烦之呕哕，卵①肿疼而倍加。

篁竹

味苦、甘，气平、寒，无毒，阴中微阳，可升可降。疗心经之烦热，止气逆之呕吐。

《本草》云：篁竹、淡竹为上，苦竹次之，余不入药。或云：苦竹、紫竹，苦辛而膻，不堪入药。

东坡云：淡竹者，对苦竹为文，除苦竹之外，皆淡竹也。逐上气咳逆喘促，退虚热烦燥不眠。专凉心经，尤却风痉。

《发明》云：惟篁竹、水竹味淡兼甜，治病为最，筀竹、䈽竹次之，余不堪用。

《日华子》云：淡竹及根，消痰治热狂烦闷，中风失音，并孕妇头旋倒地，小儿惊痫天吊，茎叶同用。根主消渴，散毒补虚；

---

① 卵：原作"卵"，据明本改。

实通神明，轻身益气。

天竹簧

味甘，寒，无毒。主小儿惊风天吊，疗虚人卒暴中风，镇心明目，解热驱邪。

竹簧系节内黄粉，旋飞尘沙结成，老竹间或可得，形类黄土，一名竹膏，人多烧诸骨及葛粉等杂之。入足少阳、手少阴经。除惊解烦，小儿多方用之。须辨其片片若竹节者为妙。竹笋益气托痘疮，止渴利小水。

樗皮

味苦、涩，气寒，有小毒，味厚，阴也，降也。治虚滑，血液皆止；涩两窍，前后同功。

即臭椿根皮，其性凉而能涩血。樗木臭疏而有荚，椿木香实而无荚，以此为辨。

樗白皮亦滋阴脏之用，故专主女人月信过度，带漏崩中，又主赤白久痢及肠滑痔疾、泻血不住。

樗皮涩精而止泻。

诃黎勒

即诃子。

味苦、酸，气温，无毒，味厚，阴也，降也。苦而能降，酸而能涩，故有固滑泄、止久痢、涩肠之功，除肠满、止咳嗽、泄气之力。收敛降火，急于下行。元气怯弱，不可多饵。入足厥阴、阳明、少阴，手太阴、阳明经。六棱、黑色、肉厚者良。入药须用湿面裹煨熟，不尔致胀。去棱①取皮用。味苦酸涩，有收

---

① 棱：明本、《政和本草》"诃黎勒"条引《图经》作"核"，当是。

敛降火之功。性急喜降，气实者宜之，气虚者恐反泄，不宜多服。未熟时风飘坠者，谓之随风子，尤珍贵。

初泻痢不宜骤用，恐积未尽去也。《本草》不入嗽药，以其味不大酸耳，然人之甚验，无妨。

痰嗽咽喉不利，含二三枚，殊胜。

茯苓

味甘、淡，气平，无毒，阳中之阴，降也。白者入手太阴、足太阳、少阳经；赤者入手少阳、少阴，足太阴经。利小便有除留饮之效，伐肾邪有生新血之功，故除口舌之干燥，神志之怔忡。赤者破结血而泻火，白者调脾气而和中。忌醋及酸物。中有赤筋最损目，用宜去之。淡利窍，甘助阳，乃除湿行水之圣药也。又赤者能利水，白者能补脾，是知赤泻小肠之火，固能分利，不知白者润肺生津，亦能分利也，故此剂以分利为主，莫如用白。或谓阴虚未为相宜，以其渗淡也，不知气重者主气，味重者助血，茯苓虽渗淡，而其味尚甘，于阴虚者亦无害也。况佐人参等补剂下行，亦能补虚而固肾矣。特猪苓一剂诚为渗淡，而阴虚者为当忌也。

通便不走精气，功并车前；利血仅在腰脐，效同白术。暴病有余相宜，久病不足切禁。如小便利数者服之，大损人目；汗多人服之，则损元气，夭人寿。

东垣云：其用有六，利窍而除湿，益气而和中，小便多而能止，大便结而能通，心惊悸而能保，津液少而能生。若兼补阴之剂，则小便多而能止，但不宜入燥剂中用。

《发明》云：淡而能渗，甘而能补，除湿胜药也。惟能渗，故能行水利小便；惟能补，故能和中益脾。自其渗中焦之水，则水饮停心者悉除，中气和、脾脏益而津液亦生矣，又何口焦舌干烦渴之有？自①其渗下焦之水，则邪水悉去，真水得养，腰脐家血亦利，津道自行。所谓长阴益气力，泻之即所以安之也。

猪苓

味甘、苦而淡，气平，无毒，阳中之阴，降也，入足太阳、少阴经。除湿肿，体用兼备；利小便，气味俱长。一于渗淡，能利而已，下虚者皆不可用，盖有损而无益也。诸药性皆曰甘能助阳，岂真味甘而有助哉？或谓其止遗精者，盖谓脾家有湿，流入肾经，因而渗泄，用之于渗湿药中遂能中病，故以为能止遗精耳，非真能补肾也。其曰治渴利水肿是矣，然亦不可主剂，但可佐泽泻而已。若渴与肿，肾虚所致者用之，恐虚其虚也。大抵行水之功多，久服必损肾气，昏人目。

今之吐泻药俱用五苓散，皆谓脾胃之湿赖猪苓、泽泻以去之，似为脾胃药也，不知二味消水，固能燥脾，水尽则反损肾昏目。

巴豆

味辛，气热，有大毒，阳也，降也。生用之急，熟用之缓。削坚积，荡脏腑之沉寒；通闭塞，利水谷之道路。斩关夺门之将，不可轻用。凡用，去心、皮。生则温，熟则寒。味辛性烈，有荡涤攻击之能。若急攻，为通利水谷之方，则去皮、心、膜、油，生用。若缓治，为消摩坚积之剂，则炒烟出，令紫黑色，研用。可以通肠，可以止泻。盖通因通用之意，世所不知也。

江云：健脾开胃，益血脉，非真补也。盖能荡秽消积，则

---

① 自：原作"白"，据明本及上文文例改。

推陈致新，而脾胃从此和，血脉亦自此益矣，故云可以通肠，可以止泄。

丹溪云：去胃中寒积、食积，无寒者勿用。中巴豆毒者，以黄连汁、大豆汁解之。

干漆

味辛、咸，气温，有毒，阳中之阴，降也。削年深坚结之沉积，破日久秘结之瘀血。入手足阳明、手太阳经。去肠胃瘀血癥瘕功烈于苏木，特除九种心疼，杀三虫。炒令烟尽入药，半夏为之使，畏鸡子及蟹，忌油腻。

干漆虽用为去积滞之药，然其性急而能飞补。盖积滞去后而补性内行，用之当中节耳。故《本经》称其消痞结癥瘕云云。而又称其主绝伤补中，续筋骨，填髓脑，安五脏，意可知矣。要之，消导后即有补意，非真谓之补剂也。

芫花

味辛、苦，气温，有毒，阳中之阴，降也。内而三焦，外而身表，泄水气之横流，下逆气之奔扰，泻湿利水为要。凡用微熬，不可近眼。久服令人虚。

地骨皮

味苦、平，性寒，无毒，升也，阴也。其用有二：疗在表无定之风邪，主传尸有汗之骨蒸。

《发明》云：地骨皮苦寒，除热滋阴之要药。

川椒

味辛，大热，有毒，浮也，阳中之阳也。其用有二：用之于上，退两目之翳膜；用之于下，除六腑之沉寒。蜀椒辛能润肺肾而散寒邪，热以助心阳而温胃除湿。多食乏气，十月食之伤心，以其辛散故也。杏仁为之使，畏款冬、雄黄。去壳及目，取红入药。

胡椒

味辛，热。逐寒利气之用，久服大伤肺及大肠经，必致肠风脏毒。

荜澄茄辛散快气，乃胡椒之嫩者。胡椒逐肠胃之寒邪，用多耗血。

金樱子

味甘、微涩，气温、平，无毒。涩精滑自流，梦中泄精，止小便数，去睡后尿遗，杀寸白虫，塞休息痢。捣烂绞汁，用有两般，熬稠糖入酒鲜黄，调铁粉染须润黑。

《发明》云：金樱子酸涩收敛之剂。花收染皓发亦验，根煮杀蛔虫尤灵，皮治带下崩中，炒过煎服即止。

茶茗

苦、甘，微寒，专上清头目。世医执《本草》以苦泄下行之说，如何头目得清？不知头目不清，由热气上熏，用苦以泄之，则热降而上清矣。茶茗体轻而气浮，芽萌得春生之气，味虽苦而气则薄，故汤液以清头目为主，解烦渴，利小水，逐痰涎热，令人少睡。饮之宜热，冷饮则聚痰，多饮则少睡，久服则消脂，苦泄之故也。不宜空腹饮。亦解煎炒毒。

一云：酒后频饮，大伤脾肾。盖肾水不足，不能胜酒，复饮茶太过，则大伤脾气，肾又受湿，遂成脾泄也。胃实者宜用，脾虚者忌之。

桑寄生

除风湿，益血脉之剂。《本草》言其味苦甘平，无毒。故主腰痛，去风痹，健筋骨，充肌肤，女人崩中，内伤不足，产后余疾，下乳汁，小儿背强，痈肿。大略去风湿，以益血脉可见矣。其实明目轻身通神，然卒难得真者，断其茎而视之，其色深黄者为辨。若真下咽必神验。忌见火。

棕榈灰

止带崩肠风下血。棕榈子苦涩，能益血，故《本草》主涩肠、止泻痢肠风、崩中带下而能养血。

郁李仁

破血润燥，利水之用，入手阳明大肠。润肠破血，通五脏膀胱急痛，中风药中不可缺者。能理胸膈痰气，润下。

榧实

属土与金，有火，不可多啖，多则热矣。肺家果也，引火入肺，则大肠受伤。治寸白虫及五痔，食之愈。又过多滑肠。

皂荚

疏气导痰之要药，而疏散之力居多，故能开闭结，亦能豁风痰。

苏合香

甘温而性走窜，若和药为丸，能开关通窍，逐寒中冷风，此为专功。然肺胃风热盛者忌之。

京墨

止吐血，水能制火。

辛夷

辛温入肺，能散风邪，通鼻塞，治肺气之不清者。

芜荑

辛散，治风湿寒之用。

入手、足太阴经。消疳杀虫，疮癣风热。

木鳖子

扫疥如神。

果部——十八种

大枣

味甘，气温、平，无毒，阳也，可升可降，入足太阴经。养脾胃而益气，助十二经脉而生津。

通九窍略亚菖蒲，和百药不让甘草。杀乌头毒。中满及牙病忌之，亦不宜同①生葱食。入药擘去核。

杏仁

味甘、苦，气温，有小毒，阳中之阴，可升可降，入手太阴经。散肺经之寒邪，下喘嗽之逆气，消心下之急满，以能下气。润大肠之气秘。《发明》云：杏仁专入肺经，乃利下之剂。

杏仁下喘，治气也；桃仁疗狂，治血也。俱治大便秘，当以气血分之。昼便难，阳气也；夜便难，阴血也。年高人便秘不泄者，脉浮在气，杏仁、陈皮；脉沉在血，桃仁、陈皮。陈皮入肺与大肠，为表里，故用为使。

杏仁、栝蒌仁均能治痰者也。杏仁主散痰，从腠理中发散而去，表虚者忌服；蒌仁敛痰，从肠胃中滑润而流，里虚者忌服。若痰盛，表里俱实者，二味并用。汤浸去皮尖用，两仁者杀

---

① 同：明本作"合"，于义皆通。

人，可毒狗。

木瓜

味酸，气温，无毒，阴中之阳，可升可降，入足太阴、厥阴经。养肝气而益筋，和脾胃而去湿，脚气湿肿得此能安，筋病转急非此莫治，湿之为病。腰肾脚膝无力不可缺也。凡用，勿犯铁器，用石捣。香薷饮用之，专和脾胃，培植肺气，除夏间之湿，生至微之金，脾胃和而肺金亦益。木瓜味得木之正，故行肝，益筋与血，又风木能胜湿。

桃仁

味苦、甘，气平，无毒，阴中之阳，可升可降，入手、足厥阴经。苦以破滞血，疗诸经久蓄之血结；甘以生新血，润大肠血秘之便难。以汤退去尖皮，研如泥用。

桃仁苦重于①甘，用破血为专也。然治血闭血结，须分虚实，实者宜，虚者亦不可也，但用滋血补血之剂，则自濡润而无闭结之患矣。

《衍义》云：老人虚秘，与柏子仁、火麻仁、松子仁等分同研，熔白蜡和丸，如桐子大，以少黄丹汤下。

陈皮

味辛、苦，气温，无毒，阳中之阴，可升可降。留白者补胃和中，去白者消痰泄气。

辛散苦泄，而气温兼补，顾兼用之药何如。与白术、半夏同用，则渗湿而健脾胃；与甘草、白术同用，则补脾胃；无甘草、白术而多用独用，则泄肺损脾；与苍术、厚朴同用，能去

---

① 于：原作"子"，据明本改。

中脘以上至胸膈之邪而平胃气；再加葱白、麻黄之类，则能散肉分至皮表有余之邪。

又云：君白术则益脾，单则损脾，佐甘草则补肺，否则泻肺，同竹茹治饱逆因热，同干姜治饱逆因寒，加青皮减半去滞气，推陈致新，大抵能散能泄之用居多。入足阳明、太阴经，去白入手太阴经。盐炒者最能降气。如药中多用人参，以此同入，定不饱胀。中燥之人少服。隔年者方可用。去白者曰橘红，性热，能除寒发表。带白者性温，能理脾胃而和中。

青皮

味苦、辛，气寒，无毒，阴中之阳，入足厥阴经、手少阳经。破滞气愈低而愈效，削坚积愈下而愈良，引诸药至厥阴之分，下饮食入太阴之仓。与橘皮同种。

青皮疏利肝邪，故能削坚积而破滞气也。坚积即小腹中温疟热盛，缠久不愈，必结癖块者是也。滞气即左肋下郁怒痛甚者。

陈皮治高气，青皮治低气，虚弱者少用，治胁痛醋炒为佳。又伏胆家动火惊证药，用二三分可也。

有滞气则破滞气，无滞气则损真气。肝经引经药也，破肝气使之下行，故柴胡疏上焦之肝气，青皮理下焦之肝气，下引饮食入脾，故清脾饮多用之。然久服则大损脾气，老年之人忌之。

枇杷叶

味苦、甘，气平、凉，无毒，阴中之阳，降也。下胃热之气逆，为呕吐之奇方。入手太阴肺。

枇杷叶偏理肺脏，故主下气哕呕不止，主和胃，止渴，又主肺风热嗽有功。用须刷去背毛，蜜炙入药，不然反惹嗽也。肉味酸甘，滋润五脏，少食止吐血止渴，多食发热发痰。

乌梅

味酸，气平，无毒，阴也，降也。收上奔之肺气，涩不禁之下痢，除邪气之烦热，疗津虚之渴疾。入手太阳肺、足少阴肾。熏干为乌梅，以盐为白梅，亦入除痰药，去核用。

乌梅酸能敛肺气，主安蛔止便血。疟痢未久者，又未可以此收敛也。白梅亦除痰药，擦中风牙关紧急。

又方：治一切恶疮肉出，以乌梅烧为灰末傅上，恶肉立尽。

藕实

即莲子。

味甘、涩，气平、寒，无毒。生食微动气，蒸食能养神。食不去心，恐成卒暴霍乱。取心生研，亦止产后渴消。产后瘀血去多而渴，研汁服效。利益十二经脉血气，安静上下君相火邪，禁精泄，清心，去腰痛，止痢。搀煮粥，搀粳米煮。渐开耳目聪明；磨作饭，顿令肢体强健；蜡蜜丸服，耐老不饥；日服如常，退怒生喜。

江云：莲肉开胃进食，汤泡去皮。

莲子入手少阴，足厥阴、阳明、太阴经。清心醒脾，补中养神，进饮食，止泻痢、腰痛、泄精。

新出水卷荷，丹溪专取治产晕，以其清通之气，能升发也。大叶，东垣取包饭作丸，能引阴浊中清气上升。房洗痔漏。藕解酒毒，消瘀血，止痛生肌，产后血闷，久食令人喜。并生用。熟专开胃补五脏。其节汁治上部所见诸血，收涩之味也。藕能解酒云云，瘀血者，以其寒故也。产中忌食诸生冷，惟藕不忌，亦以甘寒能疗血闷故耳。

《集注》云：荷叶及房皆破血，胎衣不下，酒煮服之。

石莲子

蓬中黑干沉水、置盐卤中能浮者。入手少阴，足阳明、太阳经。开胃进食，清心解烦，专治噤口痢及湿热渗入膀胱、白浊淋沥等疾。其味苦无毒，去壳用。

覆盆子

味甘，气平、微热，无毒，入足少阴肾。治肾虚精竭阴痿，男妇食之有子。

《发明》云：甘平能补，佐巴戟能补肾。

梨

梨者，利也。性冷利，流利下行也。所赖以滋益者，味甘寒能润心肺耳。故除渴，消痰，止嗽，多啖令人寒中。产后与金疮并属血虚与脾虚者忌之。

芡实

脾肺二经药，故主湿痹腰膝疼，益精气，补中强志，老人食之延寿。

荔枝核

煅存性，酒调，治卒心痛、疝痛。

壳烧，痘疹解秽气。

龙眼肉

补益心脾，故归脾汤、补心丹多用之，功与人参并。若膈食、隔气之症，与大枣同用，则膜胀反增，盖甘温能作胀也。

柿

属金而有土，有收之义。止血治嗽，亦可为助，又能除腹中宿血。干饼治小儿痢尤佳。

樱桃

属火而有土，性大热而发湿，有热病与嗽喘者，得之立死，又能致小儿之病。予友因血虚内热，多食此物，先发渴，后发肿，遂致不救。

山楂

味甘，气平、温，无毒，阳也，可升可降。消食积，有开胃之功；化滞血，无推荡之害。入足阳明、太阴经。泄利用之则止已成之积，产科用之则除未去之疼，在小儿尤为要药。青者尤为有力。

江云：山楂消食，小儿多食无妨。

《发明》云：山楂虽云疏胃健脾，然从木①性味酸，亦疏肝气，故主消食行结气，去食积痰，小儿宿食积，主脾胃也。消滞血，疗癥疝及产妇儿枕痛，疏理肝气也。

菜部一十二种

葱白

味辛，气温，无毒，阳也，升也，入手太阴、足阳明经。散阳明面风若肿，疗伤寒首痛如破。脚气、奔豚气，连须煎可除；蛇伤、蚯蚓伤，和盐酱即解。大抵功专发散，食多昏神。病人气虚，尤勿沾口。同蜜、菘菜食，致杀人。

薄荷

味辛、苦，气凉，无毒，阳中之阴，入手太阴、厥阴经。

---

① 木：原作"本"，据明本改。

清利六阳之会首，祛除诸热之风邪。出姑苏黉地者，真龙脑薄荷，以其辛凉，透顶鼻间也。

薄荷惟辛凉而轻浮，乃上行之药，故能清利六阳，而驱上部诸热也。其清风消肿，引诸药入荣卫，能发毒汗，通利关节，中风失音，及小儿风涎，惊风壮热云云。皆其辛凉轻散之功也。夫病人新瘥勿多食，令虚汗出不止。猫食之即醉。

荆芥

味辛、苦，气温，无毒，阳中之阴，升也。发玄府，疗邪风之首痛；通血脉，治血风之眩晕。性凉而轻，能凉血疏风，诸疮疡风热，皆当用之。一名假苏。取花实成穗者暴①干用。《本草》主头风眩晕，妇人血风，产后血晕云云。皆其凉血疏风之功也。

产后血晕，捣末，童便调，热服二钱，如神。口噤者，挑齿灌之。

产后中风，口噤强直，荆芥、当归等，名荆归汤，又名愈风汤，治产后惊风反张，神效。

经络不见于传，大抵入手太阴肺、阳明大肠。其穗治产晕如神。今人但遇风症，即用荆、防，不知风在皮里膜外者，非荆芥不能发泄，非若防风之入肉骨也。有汗者不宜多服。无畏忌。陈久者良。

紫苏

味辛、甘，气温，无毒，阳也，可升可降，入手太阳、少阴、太阴经。散寒气于肌表，利结气于胸腹。气味轻清，亚②于

---

① 暴（pù 瀑）：晒。《广韵·屋韵》："暴，日干也。"
② 亚：原作"恶"，据明本改。

麻黄，不敢用麻黄者，以此代之。双面紫者为妙。苏子散气尤捷，或参补剂中用之则可。**性热能散上膈及在表寒邪，以其性轻浮也。**东垣言其下气者，由其性热而散，为能散气故耳。气虚者不可用，以散气故。苏子尤其。俗医不分虚实，但见胸满者，多用此剂，慎之！

香薷

味辛，气微温，无毒，阳也，可升可降，入手太阴、足阳明经。调中气而止霍乱，除烦热而清暑气，利小便之不行，治水饮之四滋①。

香薷属金与水，而有彻上彻下之功，治水肿、利小便甚捷，助肺家清化之气，故能治暑，使火不得烁金也。又治口气甚捷，盖口臭是脾有郁火溢入肺中，失其和美清甘之意，而浊气上干故也。消暑毒与白扁豆同功，热服泻之。

按：时方多治暑邪，而《本经》不言。要之，霍乱吐下，必是因暑湿邪而作者耳。

出自江右，硬梗石生者良。若土香薷软苗者，不过解暑，其他无效，最能损真气。

萝卜子

味辛、甘，气平，无毒，阳也，降也。下肺气之喘嗽，消肠胃之食滞。入手、足太阴经。治喘消食，除胀下气。水研服，吐风痰；醋研涂，消肿毒。

莱菔辛、温，大略耗血消导，故主大下气，消谷食，去痰癖，止咳嗽，解面毒。生捣汁服，主消渴。

---

① 滋：明本作"溢"，于义皆通。

又云：散气用生姜，下气用莱菔。但煮多食，停膈间成溢饮病，以熟则味甘多而辛少故也。

东垣云：亦去膨胀。

白芥子

味辛，气温，无毒。去痣气，辟鬼邪，陈久疟蒸成癖块，去皮里膜外痰涎。故三子养亲方中用萝卜子消食，苏子定喘，此能消痰，皆切中老人病也。菜，却冷气，安五脏。

冬葵子

味甘，气寒，无毒。治五癃而利小便，下乳汁而疗产难。

葵子性滑利，能宣导积壅，不益人。妇人难产，取一二合打碎，水煮服之效。又凡妇人倒生，手足冷，口噤，以葵炒令黄，捣末二钱，酒调服，则顺。又小儿死腹中，葵子末酒调服。若口噤不开，撬口灌之，药下即活。

大蒜

性热喜散，善化肉，故人喜食，然伤脾耗气，伤肝损目，令人面无颜色，积久自见。

韭

属金而有水与土，性急，取汁细呷之，可下膈中瘀血，甚效。多食则昏神，其子止精滑甚良。

冬瓜

性走而急，久病与阴虚者忌之。《衍义》谓其分散热毒气者，取其走而性急也。未被霜而食之，令人成反胃病，惟差五淋。

甜瓜蒂

极苦性急，堪为膈间涌吐之剂。凡胸中寒邪，膈间痰塞，与夫食物病在胸膈中者，皆吐越之。胃弱者勿用，设有当吐者，以他药代之。又名苦丁香。入足阳明、手太阴经。

米谷部八种

饴糖

味甘，气微温，无毒，阳中之阴，可升可降。除烦止渴，益气和中。足太阴经药，糯与粟米作者佳，余不堪用。

《内经》曰：脾欲缓，急食甘以缓之。饴糖、大枣之甘以缓中也，亦能消痰润肺，但中满呕家切忌之。仲景谓呕家不可用建中汤，以甘故也。

丹溪云：大发湿中之热。

糖多食能生胃中之火，此损齿之因，非土制水，乃湿土生火也。食枣多者齿病龋，亦此意焉。

白扁豆

味甘，气微温，无毒，阳也，可升可降。消暑气，有解毒之能；和中气，有厚肠之益。霍乱吐泻能除，河豚酒毒并解。加十味香薷饮内，治暑殊功；佐参苓白术散中，止泻立①效。痢疾不止者，服之可愈；病久脾虚者，倍用甚宜。能健脾养胃而愈百病。去壳姜汁炒用。气味甘温，能和中下气，故主霍乱吐逆不止云云。

米醋

味酸，气温，无毒，阴中之阳，可升可降。消痈肿，敛咽喉之疮；破积血，治血逆之晕。入药惟米造者良，年久者更佳。

---

① 立：原作"主"，据明本改。

忌食蛤肉。多食损齿、损筋骨。

渍黄柏皮含之，愈口疮。煮香附子丸服，除郁痛。煎大黄劫痃癖如神，磨南星敷瘤肿立效。驱胃脘气痛，并坚积癥块气疼，搀剂吞服。治产后血晕及损伤金疮血晕，淬气熏蒸。

《发明》云：醋味酸而收涩，故能散水气，消痈肿，杀邪毒，敛咽疮等证。用石煅红，烧醋淬之。

神曲

味甘，气温，无毒，阳也，可升可降。消食化滞，与麦蘗同；益胃调中，优于麦芽①。入足太阴、阳明经。止泻化水谷，破癥逐积痰，疗妇人胎动不安，治小儿腹大胸满。入药须炒黄色。少助天五真气。酒曲味辛，性大温，能驱冷气，尤消宿食，健脾之药也。陈久者良，炒令香用。酒曲，指麸曲也。

麦蘗

味咸、甘，气温，无毒，阴中之阳，可升可降。有健脾开胃之能，兼消食化滞之妙。

初熟，人多炒而食之，有火，能生热病。水浸之生芽为蘗，化宿食，宽胀满，行上焦之滞血，除腹中之寒鸣，然多用久服消肾。炒黄色，捣细，取面用之。

浮小麦

止汗养心，须加酸枣。

茅草根止吐衄血，取汁煎尝。茅草根系草部。

酒

味苦、甘、辛，气大热，有毒。主杀百邪恶毒气，能行药

---

① 芽：明本作"蘗"，于义皆通。

势，走诸经。辛者能散，可以通行一身之表至极高之分；苦者能下；甘者能缓而居中；淡则利小便而速下也。少饮则养脾扶肝，厚肠胃，御风寒雾气，恣饮则大伤肺气，助火生痰，变为诸病。

蜜糖

味辛，气平、微温，无毒。益气补中，润燥解毒，养脾胃而却痫痓，止肠癖而除口疮，心腹卒痛即驱，五脏不足俱补。补阴丸用，取甘缓能化，可达下焦。点眼膏挼，因百花酿成，能生神气。蜜导通大便久闭，蜜浆解虚热骤生。食多亦生诸风，七月忌食生蜜。

金石部二十六种

朱砂

味甘，微寒，无毒，阳中之阴，降也。心经惊热，非此不除；神志昏乱，有此立效。

江云：辰砂大镇惊痰，末入汤调。

《发明》云：丹砂色赤，象火主心，故专能镇养心神，而除心热。能除心热，以甘寒故也。惟辰州者最胜，故谓之辰砂。

石膏

味甘、辛，气大寒，无毒，阳中之阴，可升可降，入手太阴、少阳，足阳明经。泻阳明热蒸而汗出，药名白虎；发伤寒郁而无汗，方用青龙。发阳郁，除烦燥于肌表；泻胃热，止消渴于胸中。夺甘食，应如桴鼓；清肺热，捷若飚风。畏铁。

风，阳邪也；寒，阴邪也。风则伤阳，寒则伤阴，阴阳两伤，则非轻剂所能独散也，必须轻重之剂，以同散之，乃得阴阳邪散而荣卫俱和，是以大青龙汤以石膏为使。石膏乃重剂，而又专达肌表者也。

若伤寒热病，大汗后脉洪大，口舌燥，头痛，大渴不已，白虎汤服之无不效。石膏为白虎汤之君主也。如有脾胃虚劳，形体病症，初得之时与此有余之症同者，误服之则不可胜救矣。甘能缓脾益气，止渴生津；辛能解肌出汗，上行至头。又辛寒入手太阴，辛甘除三焦大热。然乃阳明大寒之药，能伤胃气，令人不食，非腹有极热者，不可轻用。此物太阴之精，配竹叶则入于心，配知母则通于胃，配黄连则入于三焦，配黄芩、知母则入于肺。

赤石脂

味甘、辛、酸，气温，无毒，阳中之阴，降也。固肠胃，有收敛之能；下胎衣，无推荡之峻。足少阴肾经之君药也。

涩可去脱，石脂为收敛之剂，胞衣不出，涩剂何以下之? 赤者入丙①，白者入庚②。

石脂虽有五色，各补五脏不同，总系收敛之剂，惟赤、白二脂入药居多。

《珍》云：赤、白石脂俱甘酸，阳中之阴能固脱。赤能疗腹痛泄泻，下痢赤白，女子崩中带下，男子漏浊遗精。赤、白石脂以舌试之，黏着者佳。凡使，研如粉，新汲水飞三度，澄者去之，取飞过者任用。忌食卵味。

---

① 丙：指心脏。以天干配五脏，丙丁属心。《素问·脏气法时论篇》："心主夏……其日丙丁。"

② 庚：指肺脏。以天干配五脏，庚辛属肺。《素问·脏气法时论篇》："肺主秋……其日庚辛。"

《经》云：筛^①末用。畏黄芩、芫花，恶大黄。

滑石

味甘，气寒，无毒，阳中之阴，降也，入足太阳、阳明经。利水道，除湿而定六腑；泄逆气，降火而解烦渴。小便多而渴者，尤宜忌之。

滑石属金，而有土与水，惟资其利窍去湿热而已。细腻洁白者为佳，粗顽青黑者勿用。研细水飞净服。滑能利窍，以通水道，为至燥之剂。又性沉重，能泄上气，而令下行。

丹溪云：无甘草以和之勿用。能燥湿，分水道，实大肠，化食毒，行积滞，逐凝血，解烦渴，补脾胃，降妄火之圣药也。因其滑利，故加滑名，主产难滑胎。妊妇忌服。

按：滑石治渴，非实能止渴也。资其利窍，渗去湿热，则脾气冲和，而渴自止耳。假如天令湿淫大过，人患小便不利而渴，正宜用以渗泄之，渴自不生。若或无湿，小便不利而渴者，则知内有燥热，燥宜滋润，苟误服之，亡其津液，而渴反盛矣，宁不犯禁乎？

性既滑利，不可与淡渗同用，气虚者兼人参、甘草用之。逐凝血，消食毒，亦取其利下耳。实大肠者，以其去湿也。

芒硝

味苦、辛、咸，气寒，有毒，阴也，降也。除积热，有峻泄之勇；破宿血，有洗涤之功。水煎朴硝倾木盆中，结芒者是。朴硝开积聚而停痰可化，硝石止烦渴而热毒皆通。热淫于内，治以咸寒。芒硝之咸，以攻蕴热。

---

① 筛：原作"节"，据明本改。

卷之二 九三

丹溪云：治胞衣不下，以童便调芒硝一二钱，热服之立下。

玄明粉

味辛、甘，气寒，无毒，阳中之阴，降也。去胃中之实热，荡肠中之宿垢，其妙不可尽述。大抵用此而代盆硝也。盆硝即芒硝，玄明粉乃朴硝炼成者。

玄明粉治实热实火则宜，然性大寒，若治阴毒及阴症，杀人甚速。此非伏阳不可也。

白矾

酸、咸、寒，收涩，能清热。或生或煅，随轻重应用。并研细末，任作汤、丸、散。

《药性》云：除风，消痰，止渴。

稀涎散同皂荚研服，吐风痰，通窍神方。蜡矾丸和蜜蜡丸吞，平痈肿、护膜要剂。久服损心肺、伤骨。恶牡蛎，畏麻黄。甘草为之使，蛇咬蝎螫，烧刀头令赤，置矾其上，看成汁，热滴咬处立差。螫音食，虫行毒。

枯矾

吐痰湿而杀虫。

青礞石

走下之性，堕①痰为最，亦消积滞，故滚痰丸必用。火炼金色为妙。若病久气虚者，虽有积滞，亦宜慎用。入手、足阳明及手太阴经。最能荡涤宿垢之痰。金石之药，固不宜多服。近世不论虚实，但见痰火，则以滚痰治之，元气日削，害人不浅也。慎之！但用，责煅极精，研极细。

---

① 堕：明本作"坠"。

阳起石

性温而味咸，助阳气、暖水脏之用也。

硇砂

能烂肉，为外科要药。

雄黄

只是辟邪解毒之物。

江云：解毒消痰。

硫黄

杀虫，扫疥，暖中。

东壁土

取扶益脾胃，以类相属也。取多年壁土研细，和白术炒，专止注泻。炒壁土止泻，取土气以助胃气。

铁锈水

开结，取性重以坠坚。

石钟乳

补阳衰而治虚。石钟乳为慓悍之剂。凡药气之偏者，可暂而不可久，石药又偏之甚者也。自唐以来，感于方士服食致长生之说，以石药体厚气厚，习①以成俗，斯民何辜，受此气悍之祸也。

伏龙肝

疗产难和吐血。伏龙肝，灶中土也。味辛微温，微毒，消痈肿，催生下胞，止血崩。

---

① 习：原缺坏为"羽"，据明本改。

代赭石

怯则气浮，重剂以镇之。代赭之重，以镇虚逆。出代州，甚色赤，故名代赭石。能堕胎而崩漏可攻。须用火煅，醋淬七遍，研，水飞。味甘寒，无毒。

硼砂

攻喉痹而止嗽消痰。硼砂出南蛮者，色重褐，其味和，其效速。出西戎者，其色白，其味杂，其功缓，不堪入药。

珍珠

开明翳障而安神定志。

胆矾

主痰气诸痫，更除热毒。胆矾，《图经》作"石胆"，生于铜坑中，采得煎炼而成。消热毒，疗诸风瘫痪，可吐风痰。

水银

杀虫而下死胎。必须唾制。除疥虫与疮疡。水银即朱砂液，能化金银成泥，一名汞，畏磁石。难产可用催生。味辛寒，有毒。

轻粉

疗肌疮而长肉。轻粉，水银飞炼成者。能杀诸疥癣。善治儿疳。

铁浆

味甘，无毒。取铁浸之经久，色青沫出可染皂者为铁浆。治癫狂。铁拍作片段，置醋糟中，积久衣①生②，刮取者为胤铁

---

① 衣：指铁衣。
② 生：原脱，据《政和本草》"铁"条引《图经》补。

粉，安心志。

人溺[①]

亦镇心府之神志。热病而阳病发狂，人粪汁安免；产后和打扑伤损，童男溺可容。人溺降火滋阴甚速，童便为佳。童溺气凉无毒，剪除首尾，或挽药同服，或单味竟吞。劳热咳嗽能驱，鼻红吐衄堪止。治扑损瘀血作痛，和酒立可消除。疗产后败血攻心，温饮能压下。难产胎衣不下，煎同姜、葱。毒蛇狂犬咬伤，热淋患处。童便产后一盏，压下败血恶物，不致他病。热中，多方用之。

食盐

味咸，气寒，无毒。可洗下部䘌疮，能吐中焦痰癖，苏心腹卒痛，止齿缝来血，驱蚯蚓毒伤。用化汤中洗沃，杀鬼虫邪疰。病嗽水肿禁尝。少用接药入肾，过多喜咳伤金，又令失色黑肤，更致损筋走血。

人部五种

乳汁

乃血液化生，用补血生津为良。

人发

乃血之余，而补阴之功最捷。

乱发烧灰研末，调方寸匕，治鼻衄欲死者立效，更以末吹鼻中。又小儿胎发，凡与童男女剃下者，尤堪治失血。又乱发

---

① 人溺：原作"金箔"，考条下所述主要内容实为人溺，故据《本草蒙荃》《本草集要》改。

和诸药熬膏，长肉消瘀血。又多产妇人发作灰，和龟甲灰，和剂酒服三四钱，善治难产。

轮回酒

乃自己尿。荡涤肠胃，暴发赤眼亦可洗明。

秋石

滋阳固肾之妙药。古方以枣肉捣丸，温酒送下，滋肾水，返本还元，养丹田，归根复命，安和五脏，润泽三焦，消咳逆稠痰，退骨蒸邪热，积块软坚堪用，鼓胀代盐可尝，明目清心，延年益寿。秋石属金与水，故能益肺补肾，还人真元。须用阴阳炼者，兼而服之，得坎离《既济》①之义。苏东坡有炼法、服法，可用。

紫河车

人身精血之所成，故其入剂，自能补气血，达于脏腑经络，而其益无方。

禽兽部一十二种

鸡

属土有金与木火，惟毛色之乌者，其象属水，是五行全具，治疗惟此为优。盖鸡属巽，位乎东方，五更阳升从此位，鸡感其气而鸣，故主阳、主动。又属木主风，故其性动风患，若患筋挛者忌之。味属火，病骨热者宜戒。雄鸡皆然，惟丹色者为甚。

---

① 《既济》：《易经》六十四卦之一，由上坎☵下离☲组成，此喻水火相济。

又云：诸鸡肉补虚羸最要，故食治方中多用之。

阿胶

味甘、辛，气微温，无毒，阳也，可升可降，入手太阴、足少阴、厥阴经。和血脉，益肝之损；定喘促，补肺之虚。止胎漏，安胎最妙；除腹痛，治痢尤宜。

阿胶能补肺气，养肝血补虚，故止血安胎、止嗽止痢、治痿等剂皆用之。其嗽、痢、血证，惟久而虚者宜之。若邪盛而初发者，皆不可用，恐强闭其邪，致生他证也。《发明》云：阿胶养肝益肺，兼滋肾水，故水弱火盛，金虚之候，用之为当。

犀角

味苦、酸、咸，气寒，无毒，阳中之阴，可升可降。杀诸物之苛毒，解伤寒温疫之热毒，散血溢之奇毒，消疮疡之肿毒。杀诸物谓杀钩吻、鸩羽、蛇毒。钩吻，叶似黄精，有大毒，食之入口即死。治蓄血分三部：上焦蓄血，用犀角地黄汤；中焦蓄血，用桃仁承气汤；下焦用抵当丸。其地黄汤中用犀角者，以其凉而能散瘀血。若肺火燥热发者，用之反害。

丹溪云：属阳，性走散，痘疮后用此散余毒。若无余毒，而血虚或燥热者不宜用。

按：犀角性能走散，兼以寒能清热，故其治若此。入药用牯者，须用生角、乌色、未经汤水浸煮。若磨服，取角尖为佳。盖鹿取茸，犀取尖，精锐之力尽在是。

牛黄

惟入肝经，专主除风惊病。

大小人狂热惊痫强痉，卒中不语，非此不效。其品有三四，惟神牛吐出取者名子黄，为上。其外有膜包如蒜头，中如鸡子黄，薄叠体轻，闻有香气，揩指甲上其色通透，置舌上先苦后甘，清凉透心，方为真也。与人参、牡丹皮、石菖蒲同用则利人，若与牛膝同用则无益，盖以其所畏也。又龙骨、地黄遇之，则二物皆不能成功，盖以其所恶也。牛膝指草木而言。

龙骨

收敛神气之物，故能固大肠活脱，止梦寐泄精，女子赤白带下。

《本经》云：涩可以去脱而固气。尽其用矣。

虎骨

辛以散风邪。治疗有二义：盖风从虎，故治风痹，凡上部风气恶疮等疾，用虎头骨，以风行于头也；虎力健，故主壮筋骨，亦以力行于足也。

鹿茸

气温而味咸，为助阳扶阴之剂。

鹿角胶

益气大补虚赢，主伤中劳绝、腰痛等疾。

麋茸、鹿茸

固二种，而其功用亦别，麋补阳，鹿补阴，盖麋冬至解角则属阳矣，鹿夏至解角则属阴矣。其性热，故其功甚捷。大凡含血之物，肉差①易长，其次角难长，最后骨难长，如人自胚胎至成人，二十年骨髓方坚，惟二茸自生则坚，不两月长大，至一二十斤，其坚如石，凡骨角之生长神奇，莫甚于此。且诸

---

① 差（chā插）：颇。《汉书·匈奴传下》："从塞以南径深山谷，往来差难。"

兽之角，终其身不一易，惟此物一年一易者，盖其性热，生生不已，气化浓密，所以能补骨血，坚阳道，强精髓也。乘其未老时，茸端如玛瑙红玉，长可数寸，破中如朽木者佳。

驴肉

解心烦，安心气，防发痼疾。动风淫，宜少食。

羊肉

味甘，热，补中益气，开胃肥健。其胫骨，牙齿疏豁者，炙为末擦之。其羊头凉，治骨蒸脑热。其肝胆明目。

猪肤

猪，水畜也。其气先肾，故猪肤能解少阴客热，治少阴病下痢咽痛、胸满心烦。仲景制猪肤汤，义本诸此。

虫鱼部一十四种

白僵蚕

味咸、辛，气平、微温，无毒，阴中之阳，升也。去皮肤风动若虫行，散痰气结滞如果实。

《发明》云：僵而不化，逐风湿之要药。

五灵脂

味甘，气温，无毒，阳也，可升可降。调结血，治产妇之晕；治积血，通女子之经；治诸血，别有调气之妙；主疗心腹冷气。止诸痛，更有速愈之征。妇人心痛、血气刺痛甚效。

《发明》云：行经血有功，不能生血，治女科为专。行血生用，止血须炒用。通女人经闭，亦能止血，又定产妇血晕昏闷及血气刺痛，以其甘温。

灵脂出北地，乃号寒虫粪也。先以酒研飞炼，令去沙石佳①。

牡蛎粉

味咸，气平、微寒，无毒，阴也，可升可降，入足少阴经。固女子赤白带下，涩男子梦寐遗精，实玄府不实汗泄，软积血不软坚瘕。烧白捣细用。能软积血，是咸能软坚也。软坚收敛之剂，以柴胡引之，能去胁下硬；以茶引之，能消结核；以大黄引之，能消股间肿；以贝母为使，能消积癖痰结；以地黄为使，能益精、收涩、止便多。本肾经之药也。

东垣云：牡蛎涩精而收虚汗，捣粉粉身，治大人小儿盗汗。

水蛭

味咸、苦，气平、微寒，有毒，阴也，降也。入坚结，利若锋针；破瘀血，快如砭石。

苦走血，咸胜血，虻虫、水蛭之苦咸以除蓄血，加麝香酒调下，蓄血立行，故抵当汤中用水蛭、虻虫，以咸苦泄蓄血也。

《经》云：有故无殒。虽可用之，亦不甚安，莫若四物汤，加酒浸大黄，各半下之尤妙。

凡用，烈日曝干，腹中有子者去之，锉细，炒黄色令熟，不尔，入腹生子为害。

龟甲

味咸、甘，气平，无毒，阴中之阳也。专补阴衰，借性气引达诸药；善滋肾损，扶②功力复足真元。漏下崩带并驱，癥

---

① 佳：原作"住"，据明本改。
② 扶：明本作"仗"。

痃癖疟咸却。伤寒劳复，或肌体寒热欲死者殊功；腰背酸痛，及手足重弱难举者立效。治小儿囟门不合，理女人湿痒阴疮。逐瘀血积凝，续筋骨断绝。因其性灵于物，方家多用补心。补阴力猛，而兼去瘀血。

夫龟禀北方阴气而生，为阴中至阴之物，故能大补阴而治阴血不足，是以下焦滋补丸药多用为君。惟自败者血肉渗尽，性气全具，非特补足真元，抑且引达诸药。若钻灼过者，不足取也。凡用，酥炙或猪脂醇酒皆可。恶沙参，畏狗胆。十二月忌食，犯则伤人。

鳖甲

疗虚劳而去骨中之热，理温疟而消腹内之癥。

江云：截疟消痈。必须醋炙。

《发明》云：亦滋阴除热解毒之用。其肉益肺补金。其甲九肋者，治劳嗽，除骨热。醋炙黄用。亦不宜与鸡子同食。

鲫鱼

诸鱼皆属火，惟鲫鱼属土，故能入阳明，而有调胃实肠之功。若多之，未尝不助火也。

鲤鱼

生深泽，系至阴之物，治疗多除湿下气。

蚯蚓

咸，寒，属土与水。大解诸热毒、时行温病。去泥擂①碎，水沃饮之。白颈者良。又治肾脏风下疰病。凡使，须用盐以制之。又其粪出韭地上者，取煅干研末，每两入轻粉二钱，生桐油

---

① 擂（léi 雷）：研磨。《玉篇·手部》："擂，研物也。"

调，凡人下体生成片湿毒疮，流水不止，痛痒不禁，涂之立愈。

《发明》云：蚯蚓咸寒，能清热毒，行湿之用。

虾蟆

属土与水，味甘，性寒，南人多食之。《本草》言可食、解劳热者，盖是或炙、或干、或烧灰，和药用之，非若世人煮之为羹，以助湿火。此物久则湿以化热，土气自然有火也。人患齿缝中出血，以纸纴子蘸干酥少许，按之立止。

丹溪亦云：煮食发湿，不宜食之。

蛤 蚌 蛳 蚬

大同小异，属金而有水木土。《衍义》言冷而不言湿，多食发疾，以其湿中有火，久则气上升而不降。因湿生痰，痰生热，热生风矣，何冷之有？

桑螵蛸

即螳螂子。惟生桑树上者入药。

益阴脏之剂，故主女人血闭腰痛，男子虚损失精遗溺。通五淋，利小水，久服益气养神。

全蝎

治风要药。小儿惊搐，方多用之。

蜜蜡

味甘，气微温，无毒。益气止泻痢，补中续绝伤。熔裹牛黄丸，隔寒凉脾胃无损；嚼为断谷药，度荒歉肠胃不饥。

煎蜜，得之陈则色黄，新则色白，《本经》条中只言白、不言黄者，盖用蜜宜陈，用蜡宜新也。一说蜡熔纳水中十数遍即白，乃蜡之精英，故入药胜，《本经》所取亦或在此。

卷之三

水部一三十五种

井水

新汲即用，利人疗病。平旦第一汲者为井华水，又与诸水不同。凡井水有远从地脉来者为上，有从近处江河中渗来者欠佳。又城市人家稠密，沟渠污水杂入井中成碱，用须煎滚，停顿一时，候碱下坠，取上面清水用之。否则气味俱恶，而煎茶、酿酒、作豆腐三事尤不堪也。又雨后其水浑浊，须擂①桃杏仁，连汁投入水中搅匀，少时则浑浊坠底矣。

《易》曰："井泥不食。"谨之！

千里水

即远来流水也，从西来者谓之东流水。二水味平，无毒，主病后虚弱及荡涤邪秽。扬之过万名曰甘澜水，以木盆盛水，杓扬之，泡起作珠子数千颗击，取煮药，治霍乱及入膀胱奔豚气，用之殊胜。诚与诸水不同，炼云母粉用之，即其验也。

古云流水不腐，但江河水善恶有不可知者。昔年予在浔州，忽一日城中马死数百，询之，云数日前有雨，洗出山谷中蛇虫之毒，马饮其水而致然也，不可不知。

秋露水

味甘，平，无毒。在百草头上者，愈百病，止消渴，令人

---

① 擂：原作"攂"，据明本改。

身轻不饥，肌肉悦泽。柏叶上者明目，百花上者益颜色。

腊雪水

甘，大寒，解天行时疫及一切毒。淹①藏果实良。

春雪水生虫不堪。

乳穴水

乃岩穴中涓涓而出之水，秤之重于它②水，煎沸上有盐花，味温甘无毒，肥健人，令能食，体润不老，与乳同功。取以作饭及酿酒大有益也。穴有小鱼补人，见鱼部。

寒泉水

味甘，平，无毒，主消渴反胃，去热淋及暑痢，兼洗漆疮，射痈肿，令散下热气，利小便，并宜饮之。

夏冰

味甘，大寒，无毒。去热除烦。暑月食之，与气候相反，入腹冷热相激，非所宜也。止可隐映③饮食，取其气之冷耳。若敲碎食之，暂时爽快，久当成疾。

温泉水

性热，有毒，切不可饮。

一云：下有硫黄，即令水热。当其热处，可燖④猪羊。主治风

---

① 淹：浸渍。《玉篇·水部》："淹，渍也。"

② 它：原作"宅"，据明本、卢本改。它，"他"的古字。《诗经·小雅·鹤鸣》"它山之石，可以为错"陆德明《经典释文》："它，古他字。"

③ 隐映：犹"掩映"，遮掩。《阅微草堂笔记·滦阳消夏录三》："庭菊盛开，徘徊花下，见小童隐映疏竹间。"

④ 燖（xún 寻）：把宰杀后的猪、羊、鸡等烫后去毛。《水经注·湨水》："温水出竟陵……其热可以燖鸡。"

顽痹，浴之可除。庐山下有温泉池，往来方士教令患疥癞及杨梅疮者饱食入池久浴，得汗出乃止，旬日诸疮自愈。然水有硫黄臭气，故应愈诸风恶疾，体虚者毋得轻入。

浆水

以粟米或仓米饮酿成者。味甘、酸，微温，无毒。调中引气，宣和强力，通关开胃，止霍乱泄痢，消宿食，解烦，去睡，止呕，白肤体似冰者。至冷，妊娠忌食。不可同李子食，令吐利。

丹溪云：浆水性冷善走，化滞物，消解烦渴，宜作粥，薄暮食之。去睡，理脏腑。

热汤

须百沸过，若半沸者食之病胀。患霍乱手足转筋者，以铜瓦器盛汤熨脐，效。

繁露水

是秋露繁浓时水也。作盘以收之，煎令稠食之，延年不饥。以之造酒，名秋露白，味最香冽①。

梅雨水

洗癣疥，灭瘢痕，入酱令易熟，沾衣便腐，浣垢如灰汁，有异它②水。

半天河水

即上天雨泽水也。治心病、鬼疰、狂邪气、恶毒。

---

① 冽：原作"烈"，据明本改。
② 它：原作"宅"，据明本、卢本改。

冬霜水

寒，无毒。团食者主解酒热、伤寒鼻塞、酒后面赤。

雹水

酱味不正，当时取一二升内①瓮中，即如本味。

方诸水

味甘，寒，无毒。主明目定心，去小儿热烦，止渴。方诸，大蚌也。

《周礼》：明诸承水于月，谓之方诸②。陈馔以为玄酒③。

花水

平，无毒。主渴。远行无水，和苦栝蒌为丸，服之永无渴。

粮罂水

味辛，平，小毒。主鬼气中恶，痓忤心腹痛，恶梦鬼神，进一合，多饮令人心闷。

又云：洗眼见鬼。出古冢物④罂中。

---

① 内（nà 捺）：纳入。《史记·秦始皇本纪》："百姓内粟千石，拜爵一级。"

② 明诸承水于月，谓之方诸：语本《周礼·司烜氏》文及注疏，意谓洁静的铜镜取水于月，称之为方诸。明，洁净。贾公彦疏："明者，洁也。"诸，一云铜镜。郑玄注："鉴，镜属。取水者，世谓之方诸。"一云大蚌，如本条上文云："方诸，大蚌也。"其中"洁净"的"净"原作"静"，今改为"净"。

③ 陈馔（zhuàn 转）以为玄酒：语本《周礼·司烜氏》文及注疏，意谓陈列祭祀食物以（明水）作为玄酒。馔，食物。《玉篇·食部》："馔，饭食也。"玄酒，即明水。郑玄注："陈明水以为玄酒。"

④ 物：卢本无此字。

甑气水

主长毛发。以物于炊饭时承取沐头，令发长密黑润。不能多得。朝朝梳摩小儿头，渐觉有益。

生熟汤

味咸，无毒。熬盐投中饮之，吐宿食毒恶物，消气胪胀，亦主痰疟，调中消食。又人大醉，及食瓜果过度，以生熟汤浸身，汤皆为酒及瓜果气味。

屋漏水

大有毒。误食必生恶疾，以洗犬咬疮可即愈。

猪槽水

无毒。治诸虫毒蛇咬，可浸疮。

溺坑水

无毒。主消渴，解河豚鱼毒。

盐胆水

味咸、苦，有大毒。此水盐初熟，槽中沥黑汁也。人与六畜皆不可食。

冢井水

有毒，人中之不活。欲入者，先试以鸡毛，如直下者无毒，如回旋而舞者则有毒，先以热醋数斗投井，可入。

洗碗水

主恶疮久不差者，煎沸以盐投中，洗之立效。

蟹膏水

以膏投漆中化为水，古人用和药。又蚯蚓去泥、以盐涂之，或内入葱中化为水。主天行诸热病、癫痫等疾。又涂丹毒，并傅漆疮，效。

阴地流泉水

饮之令人发疟瘴，又损脚令软。

又云：饮泽中停水，令人生瘕病。

卤水

味苦、咸，无毒。主大热消渴、狂烦、除邪，及下蛊毒，柔肌肤，去湿热，消痰，磨积块，洗涤垢腻。勿过服，顿① 损人。

地浆水

气寒，无毒。掘地作坑②，以水沃其中，搅令浊，俄顷取之。主解中诸毒烦闷，山中菌毒。又枫树上菌食之，令人笑不止，饮此解之。

清明水

谷雨水

味甘。取长江者为良。以之造酒可储久，色绀③味冽。此水盖取其时候之气耳。

炊汤水

经宿，洗面无颜色，洗身成癣。

---

① 顿：原作"硕"，据明本、卢本改。

② 坑：明本、卢本作"坎"，义通。

③ 绀（gàn 干）：微呈红色的深青色。《说文·糸部》："绀，帛深青扬赤色。"

甘露水

醴泉水

味甘美，无毒。食之润五脏，长年不饥。主胸膈诸热，明目止渴。此水不可易得，附录之以备参考。

上诸水日常所用，人多忽之，殊不知天之生人，水谷以养之，故曰：水去则荣散，谷消则卫亡。

仲景曰：水入于经，其血乃成；谷入于卫，脉道乃行。水之于人，不亦重乎！故人之形体有厚薄，年寿有长短，多由于水土禀受滋养之不同，验之南北水土人物可见矣。

谷部二三十五种

粳米

味甘、苦，平，无毒。主益气，止烦，止泄痢，壮筋骨，通血脉，和五脏，补益胃气，其功莫及。小儿初生，煮粥汁如乳，量与食，开胃助谷神，甚佳。合芡实煮粥食之，益精强志，耳目聪明。新者乍食，亦少动风气，陈者更下气，病人尤宜服。苍耳①人②食之急③心痛。有早中晚三收，以白晚米为第一。各处所产，种数甚多，气味不能无少异，而亦不大相远也。天生五谷所以养人，得之则生，不得则死。此其得天地中和之气，同造化生育之功，故不比他物可名言也。《本草》所主在药，故略耳。

---

① 苍耳：卢本前有"同"字。
② 人：卢本作"入"。
③ 急：卢本作"忽"。

粟米

味咸，气微寒，无毒。主养肾气，去脾胃热，益气。陈者味苦，主胃热消渴，利小便，止痢，压丹石毒，解小麦毒。煮粥性暖，初生小儿，研细煮粥如乳，每少与饮之，助谷神，达肠胃，甚佳。不可与杏仁同食，令人吐泄。粟类多种，此则北人所常食者是也。又舂为粉食，主气弱、食不消化、呕逆、解诸毒。又蒸作糗①食，味甘苦寒，益气力，强筋骨②。

又云：酸寒，主寒中，除热渴，解积实大肠。一种糯粟即秫也。余见黍米下。

糯米

味苦、甘，温，无毒。主温中，令人多热，大便坚。此《本草》经文也。

诸家有云：性微寒，妊娠与杂肉食不利子。久食身软，以缓筋也。

又云：寒，使人多睡，发风动气，拥③经络气，止霍乱。

又云：凉，补中益气，行荣卫中积血。所论盖不同也。

夫所谓不利、缓筋、多睡之类，以其性懦所致。若谓因其性寒，糯米造酒最宜，岂寒乎？农家于冬月用作糍喂牛，免冻伤最验。是则糯米之性，当如经文所言。

黍米

味甘，温，无毒。主益气补中，多热令人烦。

---

① 糗（qiǔ）：炒熟、蒸熟的米、麦等。《说文·米部》："糗，熬米麦也。"

② 益气力，强筋骨：明本、卢本无此6字。

③ 拥：阻塞。《管子·明法》："出而道留谓之拥。"

又云：性寒，有小毒，不可久食，昏五脏，令人好睡，小儿食之不能行，缓人筋骨，绝血脉。不可与白酒、葵菜、牛肉同食。有丹、黑数种，比粟米略大，今北地所种多是秫_{音术}。黍，最黏，又名黄糯，只以作酒，谓之黄米酒。此米且动风，人少食。

秫米

味甘，微寒，止寒热，利大肠，疗漆疮，杀疮疥毒，热拥五脏气，动风。作饭最黏，惟可作酒汁，亦少。

黄粱米

味甘，平，无毒。益气和中，止泄痢，去风湿痹。其穗大毛长，谷米俱粗于白粱，食之香美，逾于诸粱，号为竹根黄。其青、白二色微凉，惟此甘平，岂非得中和之正气多耶？

白粱米

味甘，微寒，无毒。主除热，益气，移五脏气，续筋骨，止烦满。其穗大多毛且长，谷粗扁长，不似粟圆，米亦白而大，食之香美，次于黄粱，亦堪作粉。

青粱米

味甘，微寒，无毒。主胃痹，热中消渴，止泄痢，利小便。益气补中，健脾，止泄精，轻身。

一云：此米醋浸三日，百蒸百曝，裹藏远行，一餐可度数日。其谷穗有毛，微青而细，早熟少收。夏月食之极清凉，但味短而涩，色恶，不如黄、白粱，故人少种。

稷米

味甘，无毒。益气，补不足。

又云：冷。治热，发冷病气，解瓠毒。以其早熟，又香可爱，因以供祭。然味淡，诸谷之中，此为下苗种者，惟以防荒年耳。

陈廪米

味咸、酸，温，无毒。主下气，除烦渴，调胃，止泄泻。

又云：廪米有粳有粟，诸家并不说何米，然二米陈者性冷，频食令人自利。此说与上经文稍戾。

秋蜀

谷之最长、米粒亦大而多者。北地种之，以备缺粮，否则喂牛马也，南人呼为芦穄。主霍乱吐泻。

香稻米

味甘，软，其气甜香可爱。有红、白二种，又有一类红长者，三粒仅一寸许，比它谷晚收。开胃益中，滑涩补精，但人不常食，亦不多种也。

茭米

生湖泊中。性微寒，无毒。古人以为美馔，作饭亦脆涩。

茵米

味甘，寒，无毒。主利肠胃，久食不饥，去热，益人，可为饭。生水田中，苗子似小麦而小，四月熟。茵，音罔。

蓬草米

作饭食之，无异秫米。俭年物也。

狼尾子米

作黍食之，令人不饥。生泽地中。

稗子米

味脆气辛，可以为饭。

秕米

味甘，平。通肠开胃，下气磨积块。制作糗食，延年不饥。充滑肤体，可以顺养。昔陈平食糠而肥。秕米即精米上细糠也。

小麦

味甘，微寒，无毒。除热，止燥渴咽干，利小便，养肝气，止漏血唾血。秋种冬长，春秀夏实，具四时之气，为五谷之贵。有地暖春种夏收者，气不足，有小毒。面味甘，温，补虚养气，实肤体，厚五脏肠胃，强气力。然性拥热，少动风气。不可与菜同食，萝卜能解面毒，同食最宜。

面筋

以麸洗去皮为之，性与面仍相类，且难化。

丹溪曰：面热而麸凉。若用麦以代谷，须晒令燥，以少水润之，舂去外皮，煮以为饭，食之庶无面热之患。愚以东南地本卑湿，又雨水频多，麦已受湿，又不曾出汗，食之故作渴，动风气，助湿发热。西北地本高燥，雨水又少，麦不受湿，复入地窖出汗，至八九月食之，又北人禀厚少湿，宜其常食而不病也。

大麦

味咸、甘，温，微寒，无毒。主消渴除热，益气调中。

又云：令人多热，为五谷长，平胃消食，疗胀。暴食亦似脚软，以其下气也。久食甚宜人①，令头发不白，补虚劳，壮血脉，益颜色，实五脏，止泄，令人肥白滑肌。为面胜小麦，无燥病。

丹溪云：初熟时，人因缺谷，多炒而食之，有火能生热病。

江云：久食多食，能消肾。戒之！

荞麦

味甘，平、寒，无毒。实肠胃，益气，久食动风，令人头眩。和猪肉食，令人患热风，脱人眉须。虽动诸病，犹锉丹石，炼五脏滓秽。俗谓：一年沉滞积在肠胃间，食此麦乃消去。

黑大豆

味甘，平，无毒。炒食去水肿，消谷，止膝痛腹胀，除湿痹。乍食体重。忌食猪肉。十岁以下小儿勿食，恐一时食猪肉，拥气至危。煮食及饮汁，凉下热肿，解热毒及乌、附、丹石诸毒，除胸胃中热、大小便血，散五脏结气。一种小黑豆最佳。

陶节庵以黑豆入盐煮，时常食之，谓能补肾。盖豆味咸，肾之谷，又形类肾，黑色属水也。妙哉！

白豆

平，无毒。补五脏，益中，助经脉调和，暖肠胃，杀鬼气。

浙东一种，味甚胜，用以作酱作腐极佳，比之水白豆相似而不及也。青黄斑等豆，《本草》不著，大率相类，亦不及也。

赤小豆

味甘、酸，平，无毒。主下水，消热毒，排脓血，止泄，利小便，去胀满，除消渴，下乳汁。久食虚人，令枯瘦。解小

① 人：原脱，据明本、卢本补。

麦毒。和鲤鱼煮食，愈脚气水肿。痢后气满不能食者，宜煮食之。不可同鱼鲊食。

绿豆

味甘，寒，无毒。主治消渴、丹毒、烦热、风疹。补益，和五脏，行经脉，解食物诸药毒，发动风气，消肿下气。若欲去病，须不去皮，盖皮寒肉平。煮食作饼炙佳。

一云：为粉荡皮，能解酒毒。以水调服之，亦能解菰、砒毒。

豌豆

味甘，平，无毒。调顺荣卫，益中平气。

江云：发气疾。

扁豆

味甘，气微温。主和中下气，治霍乱吐痢不止，杀一切草木及酒毒。生嚼及煎汤服，亦解河豚毒。叶主霍乱，花主女子赤白下，干末米饮和服之。有黑、白二种，黑者少冷，入药俱用白者。患寒热病及患冷气人不可食。

蚕豆

味甘，温，气微辛。主快胃，利五脏。或点茶、或炒食佳。又有筋豆、蛾眉豆、虎爪豆、羊眼豆、豇豆、劳豆类，只可茶食而已。一种刀豆，长尺许，可入酱用之。

罂粟

味甘，平，无毒。行风气，逐邪热，疗反胃，胸中痰滞，丹石发动，不下食。和竹沥煮粥食极佳，然性寒，以有竹沥利大小肠，不宜多食。又，过度则动膀胱气。粟壳性涩，止泄痢，涩肠，今人虚劳嗽者多用止嗽，及湿热泄痢者用止痢。劫病之功虽急，杀人如剑，戒之！

芝麻

味甘，气寒，无毒。治虚劳，滑肠胃，行风气，通血脉，去头浮风，润肌肤。乳母食之，小儿不生热病。又生嚼，傅小儿头上诸疮，良。

胡麻

味甘，气平，无毒。一名巨胜，苗名青蘘。

麻蕡

味辛，气平，有毒。主劳伤，利脏，下血，寒气，破积，止痹，散脓。多食令见鬼狂走。久服通神明，轻身。麻子味甘平，无毒，入足太阴经、手阳明经。《诗》所谓"丘中有麻"是也。

矿麦

味甘，微温，无毒。主轻身，除热。久服令人多力健行。作蘖温，消食和中。作饼食不动气，甚益人。矿，音巩。

蕳实

味苦，平，无毒。主赤白冷痢，破痈肿，亦可食。蕳，音明。

上五谷乃天生养人之物，但人之种艺，一则取其资生之功，二则计其肥家之利。南之粳，北之粟，功利两全，故多种食之。如黄粱甚美而益人，故有膏粱之称，人则以其费地薄收而不种，识者凡谷类当不计其利，惟取其能养人者多种而食之可也。

菜部三八十七种

萝卜

味甘，温、平，无毒。散气，及炮煮食，大下气，消谷，去痰癖，利关节，炼五脏恶气，治面并豆腐毒，止咳嗽，疗肺痿吐血，温中补不足，肥健人，令肤肌白细。生汁主消渴，噤口痢，大验。同猪羊肉、鲫鱼煮食更补益。服地黄、何首乌者，食之发白。其茎叶气性大率相类。

丹溪云：熟者多食，停滞膈间成溢饮，以其甘多辛少也。《本草》谓之莱菔。

《衍义》云：散气用生姜，下气用莱菔。子治喘嗽，下气消食。水研服，吐风痰。醋研涂，消肿毒。一种胡萝卜，味甘而用不及。

韭菜

味辛、微酸，温，无毒，归心。安和五脏六腑，除胸中热，下气，令人能食，利病，人可久食。

江云：益阳，止泄、尿血，暖腰膝，除胸腹冷痛痃癖。春食香，夏食臭，冬食动宿饮，五月食昏人乏力。不可合牛肉食，酒后忌食。

丹溪云：韭汁冷饮，下膈中瘀血甚验，以其属金而有水与土。其性急，又能充肝气。多食则昏神。其子治虚劳、损肾、梦泄良。又未出土者为韭黄，食之即滞气，最不宜人。花食之动风，根治诸癣。大抵葱韭皆常食，但葱冷而韭温，于人有益。

薤

味辛、苦，气温，入手阳明经，无毒。主金疮疮败，轻身不饥，耐老。宜心归骨，菜芝也。除寒热，去水气，温中散结，利病人，止久痢冷泄，赤白带，通神安魂魄，益气续筋骨，解毒，骨鲠食之即下。有赤、白二种，白者补而美，赤者主金疮风，苦而无味。

江云：白色者最好，虽有辛而不晕五脏。

溪云：凡用葱、薤，皆去青留白，以白冷而青热也。故断赤痢方取薤白同黄柏煮服之，言性冷而解毒矣。又治霍乱干呕不息，煮汁又治疥疮，捣汁又治犬虎咬，又治产后诸痢，并汤火伤。但发热病不宜多食，又不可与牛肉同食，令人作癥瘕也。

葱

叶温，白与须平，味辛，无毒。主明目，补中不足。其茎白入手太阴经、足阳明经。可作汤，主伤寒寒热，中风面目肿，骨肉疼，喉痹不通，安胎，归目，除肝邪，利五脏，益瞳精，杀百药毒，通大小肠，疗霍乱转筋，奔豚气，脚气，心腹痛，目眩及心迷闷，止衄，杀一切鱼肉毒，又治打扑损并刀杖疮。连根用，主伤寒头痛如破。又茎叶用盐研，贴蛇虫伤、水肿痛，治蚯蚓毒。此冻葱也，经冬不凋、不结子，分茎莳种，茎叶俱软，气味香佳，食用最宜。忌与蜜同食。有一种楼葱，即龙角葱，亦冻类。又胡葱、汉葱、茖①葱，数种不同，大抵以发散为功，多食昏人神，只调和食品可也。

蔓菁

味温，无毒。利五脏，消食益气，令人肥健，可常食。北方种之甚多，春食苗，夏食心，秋食茎，冬食根，菜中最有益

---

① 茖：原误为"茗"，据明本、彩绘本改。

于用者。南方地不同，所种形类已变矣。

菘菜

味甘，温，无毒。利肠胃，除烦，解酒渴，去鱼腥，消食下气，治瘴，止热嗽、胸膈闷。不益人，食之觉冷，姜能制之。

一云：夏至前食，发皮肤风痒，动气发病。紫花菘行风气，去邪热。花糟食甚美。服甘草勿食，令病不愈。北人往南，患足疾者勿食。牛肚菘叶最厚，味甘；紫菘叶薄细，味少苦；白菘似蔓菁，犹一类也。北地无菘，有种者形亦变。

芥菜

味辛，气温，无毒。归鼻，除肾邪，利九窍，明耳目，安中，除邪气，止咳嗽冷气，去头面风。多食动风气，发丹石。不可同兔肉食，生恶疮。同鲫鱼食，发水肿。子主傅射工及痓气、疝气，发汗，胸膈痰冷，面黄。又和药为膏，治骨节痛。

丹溪云：痰在皮里膜外，非此不能达。又游肿诸毒，为末，猪胆和如泥傅之。但其类多，青芥叶粗大，味辣。好紫芥作蒀佳，白芥尤辛美，俱入药。出太原。

苋菜

味甘，寒，无毒。通九窍。

江云：食动风，令人烦闷，冷中损腹。子主青盲白翳，明目除邪，利大小便，去寒热，杀蛔虫。久服益气力，不饥轻身。叶忌与鳖同食。

丹溪云：苋有六种，人苋、赤苋、白苋、紫苋、五色苋，其一即马齿苋也，下血，又入血分，且善走。马齿苋同食下胎妙，临产煮食易产。又有野生一种灰条苋，亦可食，亦入药。

马齿苋

味酸，气寒，性滑，无毒。主目盲白翳，利大小便，止赤白下，去寒热，杀诸虫，止渴，破癥结痈疮。服之长年不老。和梳垢，封丁①肿。又烧为灰，和陈醋淬，先灸丁肿以封之，根即出。又傅豌豆疮，良。生捣汁服，当利下恶物，去白虫，亦治疳痢。又主三十六种风结疮，以一釜煮，澄清，内蜡三两，重煎成膏，涂之。又涂白秃湿癣，傅杖疮，又疗多年恶疮，又治马咬、马汗、射工毒。一种叶大者不堪，一种叶小、节间有水银者可用。去茎用叶。此菜感阴气之多而生，食之宜和以蒜，余见苋菜下。

胡荽

味辛，气温，微毒。主消谷，治五脏，补不足，利大小肠，通小腹气，通心窍，拔四肢热，止头痛。久食损人精神，令人多忘，发腋臭、口臭、脚气、金疮。久病人食之脚弱，根发痼疾。子主小儿秃疮，油煎傅之，亦主蛊、五痔及食肉中毒，吐下血不止，煮冷取汁服。又治小儿痘疹不出，欲令速出，用酒煎沸，勿令泄气，候冷去滓，微微从项以下喷身令遍，除面不喷，包暖即出。

葵菜

味甘，气寒，阴中之阳，无毒。为百菜长，滑利不可多食，能宣导积壅，主客热，利小便，治恶疮及带下，散脓血恶汁。煮食主丹石、发结热。叶烧为末傅金疮。捣碎傅火疮。炙煮与

---

① 丁：疔疮。《素问·生气通天论》"足生大丁"张隐庵集注："丁即疔。"

小儿食，治热毒。下痢及大小丹痢，捣汁服。孕妇煮食之易产。其心伤人，勿食。其叶皆黄、茎赤者勿食。不可与鲤鱼、黍米同食。天行症后，食之失明。花治淋涩水肿，催生落胎，并一切疮疥、小儿风疹。子花有五色，赤者治赤带，白者治白带，空心酒调末服之。又赤治血燥，白治气燥并痎疟。

又冬葵子，秋种经冬至春作子者，主脏腑寒热、羸瘦、五癃，利小便，疗妇人乳难，下乳汁，久服坚骨长肌肉，轻身延年。产难，取一二合杵破，水煮服之。痈疖未溃者，水吞三五粒，便作头脓出。根主恶疮，疗淋，利小便，服丹石人宜之。

小蒜

味辛，温，有小毒。归脾①肾。主霍乱腹中不安，消谷，理胃温中，除邪痹毒气、疗疮等毒。

华佗用蒜虀吐人恶物，云是此。

又云：大蒜久食损人目，伤肝，不可与鱼鲙同食。

大蒜

味辛，气温，有毒，属火。主散痈肿䘌疮，除风邪，杀毒气，消食下气，健胃，善化肉，行湿，破冷气、烂痃癖，辟温疫气、瘴气，伏邪恶蛊毒、蛇虫溪毒，治中暑毒、霍乱转筋，腹痛，烂嚼，温水送之。又鼻衄不止，捣碎涂脚心，止即拂去。醋浸经年者良。此物性热，气极晕，煮为羹臛极俊美。动②气亦微下气，温中消谷。虽曰人喜食，多于暑月，但生食、久食伤肝气，损目明，面无颜色，又伤肺伤脾，引痰，宜戒之。叶亦可食，独子者攻毒。如痈疽发背，恶疮肿核初发，取紫皮独

---

① 脾：原作"皮"，明本同，据卢本、彩绘本改。
② 动：原作"熏"，明本同，据卢本改。

头者，切片贴肿心，炷艾灸其上，觉痛即起，焦者用新者再灸。疮初痛者灸不痛，不痛者灸痛，痒者亦如之，以多灸为良，无不效者。疣赘之类，亦依此灸之。

茄

味甘，寒。患冷人不可多食，熟者少食无畏，多食损人动气，发疮及痼疾。菜中惟此物无益。

丹溪谓：茄属土，故甘而喜降火药中用。根煎汤洗足疮，蒂烧灰治口疮，甚效。皆甘以缓火之意。

菠薐菜

冷，微毒。利五脏，通肠胃热，解酒毒。北人多食肉面，食此则平；南人多食鱼鳖水米，食此则冷。不可多食，冷大小肠，发腰痛，令人脚弱不能行。

江云：服丹石人食之佳。

刘禹锡《佳话录》云：此菜来自西域颇棱国，误呼"菠薐"。《艺苑雌黄》亦云。

苦荬

冷，无毒。疗面目黄，强力止困，傅蛇虫咬良。又汁傅丁肿，根即出。蚕妇食之，坏蚕蛾。

蕃苨

味平，微毒。补中下气，理脾胃，去头风，利五脏冷气。多食则动气，先患腹冷人食之破腹。茎灰淋汁，洗衣白如玉色。

荠菜

味甘，气温，无毒。主利肝气，和中。其实名菥蓂子，主明目、目暴赤痛，去瘴翳。根汁点目中亦效。烧灰治赤白痢。

菥蓂，音锡觅。

紫菀

味苦、辛，温，无毒。主咳嗽寒热结气，去蛊毒痿蹩，安五脏，疗咳唾脓血，补虚劳，消痰止渴，润肌肤，添骨髓。连根叶采之，醋浸，入少盐，收藏待用。其味辛香甚佳，号名仙菜。性怕盐，多则腐也。

百合

味甘，平，无毒。主邪气、腹胀、浮肿、心痛、乳难、喉痹，利大小便，补中益气，止颠狂涕泪，定心志，杀蛊毒，疗痈肿、产后血病，蒸煮食之，和肉更佳。捣粉作面食，最益于人。

枸杞

味苦，寒，根大寒，子微寒，无毒。无①刺者是。其茎叶补气益精，除风明目，坚筋骨，补劳伤，强阴道，久食令人长寿。根名地骨。

寇宗奭曰：枸杞当用梗皮，地骨当用根皮，枸杞子当用其红实。

谚云：去家千里，莫食枸杞。言其补益强盛，无所为也。和羊肉作羹食，和粳米煮粥食，入葱豉五味补虚劳尤胜。南丘多枸杞，村人多寿，食其水土也。润州大井有老枸杞树，井水益人，名著天下。与乳酪忌。

蕲菜

味甘，无毒。主女子崩中带下，止血养精，保血脉，益气，

---

① 无：原作"言"，据明本、卢本改。

令人肥健嗜食。又止烦热渴，去伏热，杀药毒。置酒酱中香美，和醋食亦滋人。但损齿生黑。作菹菹煮食、生啖并得。一种荻薪用根，一种赤薪用茎叶。水蕲①，水滑②地所生者，不及高田者宜人。三月、八月勿食，恐病蛟龙瘕。薪、芹同。

荠菜

即菩荙。

味甘、苦，大寒。主时行壮热，解风热毒，止热毒痢，开胃③通膈，又治小儿热。其花白，妇人食之宜。荠，音甜。

茼蒿

平。主安气，养脾胃，消水饮。多食动风气，熏心，令气满。

蕨

味甘，寒，滑。去暴热，利水道，令人睡，弱阳。小儿食之，脚弱不能行。

溪云：寒。补五脏不足，气壅经络筋骨间。毒气令人消阳事，令眼暗，鼻中塞，发落，非良物也。又冷气人食之，多腹胀。

《搜神记》曰：郗鉴④镇丹徒，二月出猎，有甲士折一枝食之，觉心中淡淡成疾，后吐出一小蛇，悬屋前，渐干成蕨，遂明此物不可生食也。今人遇荒年，多取其根，捣洗作粉，代粮度活，终羸弱不养人。一种名薇，亦蕨类。

---

① 蕲：明本作"薪"。
② 滑：卢本作"湿"，当是。
③ 胃：原作"气"，据明本改。
④ 郗鉴：字道徽，高平金乡（今山东金乡）人，东晋时将领。

茭白

味甘，冷。去烦热。

江云：主五脏邪气，肠胃痼热，心胸浮热，消渴，利小便。多食令人下焦冷，发冷气，伤阳道。不可同蜜食。糟食之甚佳。

紫菜

味甘，寒。下热解烦，疗瘿瘤结气。不可多食，令人腹痛发气，吐白沫，饮少醋即消。其中有小螺蛳损人，须择出，凡海菜皆然。

鹿角菜

大寒，无毒。

又云：微毒。下热风气，疗小儿骨蒸，解面热。不可久食，发痼疾，损经络血气，令脚冷痹，损腰肾，少颜色。

白苣

味苦，寒。

一云：平。补筋骨，利五脏，开胸膈拥气，通经络，止脾气，令人齿白、聪明、少睡，可常食。产后不可食，令人寒中、小肠痛。患冷人食即冷腹。叶心抽薹名莴笋，或腌或糟，曝干食之，甚佳。一种莴苣，一种苦苣，治丁肿、诸痢。

石耳

石崖上所生者，出天台山、庐山等名山。《灵苑方》中名曰灵芝。

味甘，平，无毒。久食延年，益颜色，至老不改。令人不饥，大小便亦少。

一云：性冷。

苦芙

味苦，寒。主面目遍身漆疮并丹毒。生山谷下湿处。浙东人清明节争取嫩者生食，以为一年不生疮疥。又煎汤洗痔疮甚验。芙，祆、夭二音。

山药

味温，平，无毒。主伤中，补虚羸，除寒热邪气，补中益气力，长肌肉。

溪云：主头面游风，头风眼眩，下气，止腰痛，补劳瘦，充五脏，除烦热，强阴。久服耳目聪明，轻身不饥，延年。生山中者良。

江云：安魂魄，镇心神。

《本草》谓之薯蓣，江南人呼为藷，南地种之，但性冷于北地者耳。

芋

一名土芝，一名蹲鸱。

味平。水田宜种之，茎可作羹臛及菹。

江云：愈蜂螫。其头大者为魁，小者为子，荒年可以度饥。小儿食之滞胃气。有风疾者忌食之。

雍菜

味甘，平，无毒。蔓生，花白。摘其苗以土壅之即活。与野葛相伏，取汁滴野葛即死。

张司空云：魏武帝啖野葛至尺许，应是先食此菜。无害也。一名瓮菜。

决明菜

明目清心，去头眩风。味甘，温。苗高三二尺，春取为蔬，花子可点茶，又堪入蜜煎。

芎苗

味辛，温，无毒。主咳逆，定惊风，辟邪恶，除蛊毒鬼疰，去三虫。久服通神。川中产者良。本地者点茶，亦清头目。

蕈菜

味辛。生山谷泉石间，根叶皆可食，根尤佳。蕈，音空。

荇菜

生湖陂中，叶紫赤圆，径寸余，浮水面，茎如钗股，上青下白。

《诗》云"参差荇菜"者是也。可腌为菹。

羊蹄菜

味苦，寒，无毒。根用醋磨，涂癣疥速效。治疬疡风并大便卒涩结不通，喉痹卒不能语，肠风痔泻血，产后风，剉根取汁煎服，殊验。

江曰："言采其蓫①"即此。

注云：恶菜也。

蒟蒻

味辛，寒。叶与天南星相似，但茎斑花紫，南星茎无斑、花黄为异耳。性冷。主消渴。采其根捣碎，以灰汁煮之成饼，五味调和为茹食。又蜀人取以作酱，味酢美。

地蚕

生郊野麦园中。叶如薄荷，少狭而尖，亦微皱，欠光泽。

---

① 蓫（zhú 竹）：原作"逐"，明本同，据《诗经·小雅·我行其野》改。蓫，羊蹄菜。

根白色，状如蚕。四月采根，以滚水瀹之，和以盐为菜茹。

假苏

味辛，温，无毒。主除寒热、鼠瘘瘰疬生疮，破结聚气，下瘀血，除湿痹，辟邪气，通利血脉，传送五脏，能发汗动渴，消除冷风，治头风眩晕、妇人血风等为要药。治产后血晕并产后中风身僵直者，捣为末，童便调热服。口噤者挑齿灌之，或灌鼻中，神效。末和醋傅丁肿风毒即差。初生新嫩，辛香可啖，人取以作生菜。即今之荆芥也。

紫苏

味辛、甘，气温。主下气，除寒中，解肌发表，通心经，治心腹胀满，开胃下食，止脚气，通大小肠。煮汁饮之治蟹毒。子尤良，主肺气喘急咳逆，润心肺，消痰气，腰脚中湿风结气，调中下气，止霍乱呕吐反胃，利大小便，破癥结，消五膈。又杵为末，酒调服，治梦泄。有数种，面背皆紫者佳。一种水苏，主吐血、衄血、血崩、血痢、产后中风，下气，辟口臭，去毒恶气。久服通神明，轻身耐老。

一名鸡苏。

薄荷

味辛、苦，气凉、温，无毒，入手太阴经、厥阴经。主贼风伤寒，发汗，通利关节，伤风头脑痛，及小儿风涎、惊风壮热。乃上行之药，能引诸药入荣卫。又主风气壅并，下气，消宿食恶气，心腹胀满，霍乱，骨蒸劳热。用其汁与众药熬为膏。亦堪生食。新大病差人勿食，令汗出不止。猫食之即醉。一种名石薄荷。

又云龙脑薄荷、南薄荷。

香薷

味辛，气微温，无毒。主霍乱腹痛吐下，下气，除烦热，调中温胃，治伤暑，和小便，散水肿，又治口气。人家暑月多煮以代茶，可无热病。一种香菜，味甘可食，三月种之。

笋

味甘，微寒，无毒。主消渴，利水道，下气，除烦热，理风热脚气。多食动气，发冷气冷癥。蒸煮弥熟弥佳。苦笋味苦寒，治不睡，去面目并舌上黄，利九窍，消渴明目，解酒毒，不发痰，除烦热出汗，治中风失音。此笋有二种。

一出江西、福建，粗大，味苦，不堪食。一出浙江，味微苦，呼为甜苦笋，食品所贵。

篁笋味莶①难食，主消渴，益气力，补虚，下气。多食发气胀。淡笋即中母笋，味甘，主消痰，除热狂壮热，头痛头风，并妊人头旋倒地，惊悸，温疫迷闷，小儿惊痫天吊等症。多食发背闷、脚气。箭笋新可食，作笋干佳，但硬难化，不可与小儿食。青笋味甘，止肺痿唾血、鼻衄，治五痔并妊娠。猫笋味甘，温。生于冬，不出土者曰冬笋，小儿痘疹不出，煮粥食，解毒，有发生之意。笙笋味亦然。大抵笋类甚多，滋味甚爽，人喜食之，但性冷且难化，不益脾胃，是宜少食也。

又尝有一医，说有人素患痰，食笋而愈。

冬瓜

味甘，微寒。主除小腹水胀，利小便，止渴，益气，耐老，除满，去头面热。热者食之佳，冷者食之瘦。又炼五脏，以其

---

① 莶（xiān 先）：草味辛毒。《集韵·严韵》："莶，草味辛毒。"

下气也。欲轻健者食之，欲肥胖者勿食。

丹溪云：冬瓜性走而急，久病及阴虚者忌食之。霜降后方可食，不然令人成反胃病。又差五淋。患背痈，削片置疮上，分败热毒。

稍瓜

味甘，寒。利肠，去烦热，止渴，利小便，解酒热，宜泄热气。多食动气，发疮，冷中，令脐下癥痛及虚弱不能行。不益小儿。不可同乳酪鲊食及空心食，令胃脘痛。

江云：和饭并腌作鲊食，亦益脾胃。

甜瓜

寒，无毒。少食止渴，除烦热，利小便，通三焦壅塞气，夏月不中暑气，兼主口鼻疮。多食令阴下湿痒生疮，动宿冷病，并虚热，手脚无力。破腹落水沉者、双顶双蒂者皆有毒，切不可食。瓜蒂主身面四肢浮肿，下水，杀蛊毒，咳逆上气，风痫喉风，痰涎暴塞，及食诸果病在胸腹中，皆吐下之。去鼻中息肉，疗黄疸及暴急黄。花主心痛咳逆。

黄瓜

味甘，寒，有毒。不可多食，动寒热，多疟疾，发百病，积瘀热，发疰气，令人虚热上逆，发脚气疮疥，不益人，小儿尤忌。滑中，生疳虫。不可与醋同食。

丝瓜

《本草》诸书无考，惟豆疮及脚痈方烧灰用之。此其性冷解毒，粥锅内煮熟，姜醋食，同鸡、鸭、猪肉炒食佳。枯者去皮及子，用瓤涤器。

瓠子

苦者气寒，有毒。主大水，面目四肢浮肿，下水，令人吐。甜者性冷，无毒。

又云：微毒。除烦止渴，治心热，利水道，调心肺，治石淋，吐蛔虫，压丹石。若患脚气、虚胀、冷气人食之病增。此物夏熟，形长尺余，两头相似者是。

葫芦

夏秋间熟，形圆而扁，性味与瓠子相类。

莼

味甘，寒，无毒。主消渴、热痹。同鲫鱼作羹食佳。下水利小便，解百药毒及蛊气，下气止呕。其性滑，不益脾，多食发痔，损胃及齿、发、面色。

金鸡瓜

味甘，平，无毒。主五痔、头风、小腹拘急，和五脏，醒酒。其木造屋，则屋中酒味皆淡。

姜

味辛、甘，微温。主伤寒头痛，鼻塞上气，入肺，开胃口，益脾胃，散风寒痰嗽，止呕吐之圣药，通神明，去秽恶。子姜性热，母姜存皮性微温，去皮性热。无病之人夜间勿食，盖夜气收敛，姜动气故也。

豆腐

性冷而动气。

江云：有毒。发肾气头风疮疥，杏仁可解。又萝卜同食，亦解其毒。

咸豆豉

味甘、咸，无毒。主解烦热，调中发散，通关节。性①烈，杀腥气。其法用黑豆，酒醋浸，蒸曝干，以香油和，再蒸曝，凡三遍，量入盐并椒末、干生姜、陈皮屑和藏。食之宜病人。

蕈

地生者为菌，木生者为橪，江南人呼为蕈。

味咸、甘，平、微温，小毒。主心痛，温中，去蛇螫毒、蛔虫、寸白虫诸虫。

一曰菰子，生于深山烂枫木上，小于菌而薄，黄黑色，味甚香美者为香蕈，最为佳品。

有一种曰鸡腿蘑菰。其它或在地或在树，地生者多毒，往往杀人，土人自能识。凡夜有光者，煮不熟②者，煮讫其汤照人无影，欲烂无虫者，俱有毒。夏秋者多毒，以蛇虫行故也。此物皆湿热化生之物，煮之宜切以姜及投饭粒试之，如黑则有毒，否则食之无害。

《本草注》谓：九菌皆发五脏，壅经络，动痔病，昏多睡，背膊四肢无力，又多发冷气。大抵食之不甚益人也。

木耳

凡木上所生者曰木耳，主益气，轻身强志。

江云：平利五脏，宣肠胃气，排毒气，压丹石热，又主血衄。不可多食。桑槐上者佳，余动风气，发痼疾，令肋下急，损经络，令背膊闷。枫木上者食之，令人笑不止，地浆解之。

---

① 性：明本同，卢本作"香"。
② 熟：原作"热"，明本缺脱，据卢本、彩绘本改。

一人患痔，诸药不效，用木耳同它物煮羹食而愈，极验，但它物今失记矣。桑木味甘有毒。黑者主女子赤白带下、癥瘕阴痛、阴阳寒热、无子、月水不调。其黄熟白者，止泄，益气。金色者，治癖饮积聚。

《赋》云：寒，无毒。主消渴。

《经》云：甘、辛，无毒。主益志轻身。

溪云：温，微毒。止肠风泻血，妇人心腹痛，治五痔。柘木上者，次于桑槐耳。主五痔心痛，女子阴中疮痛。又治风，破血，益力。楮耳，人常食之。并榆柳耳，名具五耳，而功用无所另著。余不①俱有耳，若木之气性本良者，亦可食。

蒌蒿

味甘、辛。生水泽中，叶似艾，青白色，长数寸，食之香脆而美，叶可为茹。

一种莪蒿，亦美菜。

一种邪蒿，作羹臛佳。

苦菜

味苦，寒，无毒。主五脏邪气、厌谷胃痹、肠癖、渴热中疾、恶疮。久服安心益气，聪察少卧，轻身耐老，耐饥寒。此菜生北地，方冬即凋；生南地，则冬夏常青。《月令》所谓"苦菜秀"者是已，即今之荼也。出山田及泽中，得霜甜脆而美。

马兰

味辛，温。生水泽，采为菜茹。根治呕血，擂汁饮之立止。

---

① 不：明本同，卢本作"木"。

蘩蒌

味酸，气平，无毒。主积年恶疮不愈，有神效。又主破血，宜产妇。口齿方，烧灰或作末，揩齿宣露。治淋，取满两手，以水煮服。此菜生田野中，人取以作羹，或生食之，或煮食，益人。即鸡肠草也。

蕺菜

味辛，微温。主蠼螋溺疮，多食令人气喘。

东风菜

味甘，寒，无毒。主风毒壅热，头痛目眩，肝热眼赤。入羹臛煮食甚美。此菜生平泽，茎高二三尺，叶似杏叶而长，极厚软，上有细毛，先春而生，故有东风之号。

油菜

味甘。主滑胃，通结气，利大小便。冬种春长，形色俱似白菜，根微紫，抽嫩心，开黄花，取其薹为菜茹甚佳。子枯取以榨油，味如麻油，但略黄耳。

一种黄瓜菜，形似油菜，但味少苦，野生平泽中，取为羹茹，亦甚香美。

藕丝菜

味甘，寒。解热渴烦毒，下瘀血。即鸡头子管也。

莫菜

味酢而滑，生水浸湿地。去皮肤风热。茎大如箸，赤节，节一叶，似柳叶，厚而长有毛刺，可为羹，始生又可生食。

白花菜

味甘，气臭，性寒。生食苦，淹以为菹。动风气，下气，滞脏腑。多食令人胃闷满，伤脾。

一种黄花菜，同此类。

蘋

味辛、酸，寒，无毒。主暴热身痒，下水气，胜酒，长须发，止消渴，下气。久服轻身。季春始生，可糁蒸为茹。

《诗》所谓"采蘋""采藻"以供祭者是也。昔楚昭王渡江，获蘋实如斗，剖而食之，甜如蜜，即此。但不可多得也。

蘋有三种。

藻

有二种，皆可食。熟捼去腥气，米面糁蒸为茹，甚佳美，饥年以充食。

一种海藻，味苦、咸，寒，无毒。主瘿瘤气、颈下核，破散结气痈肿、癥瘕坚气、腹中上下鸣，下十二水肿，疗皮间积聚暴癀、留气热结，利小便。

一名海带。

蒲蒻

味甘，微寒。主消渴。生啖之脆美。

《诗》云"维笋及蒲"是也。

蓼

味辛，气温，无毒。主明目温中，耐风寒，下水气，面目浮肿，痈疡瘰疬，归鼻，除肾气。叶归舌，除大小肠气，利中，霍乱转筋。多取煮汤，及热捋脚。又捣傅小儿头疮。马蓼去肠中蛭虫，水蓼捣傅蛇咬。又煮渍脚，捋①之，消脚气肿。脚痛

---

① 捋：明本同，卢本作"淋"。

成疮，频淋洗之。此菜人所多食，或暴干亦佳。

葛根

味甘，寒，无毒。主痈肿恶疮。冬月取生者，以水中揉出粉成垛，煎沸汤，掰块，下汤中，良久，色如胶，其体甚韧，以蜜汤中拌食之，用姜屑尤佳。治中热酒渴病，多食利小便，亦能使人利切。以茶食亦甘美。又，生者煨熟极补人。

白蘘荷

微温。主中虫及疟。有赤、白二种，根、茎、叶可为菹。

胡葱

味辛，温，平。消谷下气，杀虫。久食伤神损性，令人多忘，损目明，尤发痼疾。患胡臭人不可食，令转甚。

鹿葱

味甘，凉，无毒。根治沙淋，下水气，主酒疸。黄色通身者，取根捣汁服。嫩苗煮食，又主小便涩，身体烦热。花名宜男，炒以点茶，又安五脏，利心志，令人好欢乐忘忧，轻身明目，利胸膈，甚佳。

《诗》曰"焉得谖草"，即此也。俗呼为萱花菜。

芸薹

味辛，温，无毒。主风游、丹肿、乳痈。煮食主腰脚痹，破癥瘕结血。多食损阳气，发疮，口齿痛，又生①腹中诸虫。

箽菜

味甘，寒，无毒。主蛇蝎毒及痈肿。此菜野生，久食除心

---

① 生：明本同，卢本作"主"。

烦热，令人身体懈惰，多睡。

江云：苦。主寒热，功同香茂。

苜蓿

味甘、淡。嫩采食之，利大小肠。煮羹甚香美，干食益人。

落葵

味酸，寒，无毒。主滑中，散热。子主悦泽人面。人被犬咬，食此菜终身不差。

秦荻藜

味辛，温，无毒。主心腹冷胀，下气消食。于生菜中最香美，甚破气。又名五辛菜。

甘蓝

平。补骨髓，利脏腑并关节，通经络中结气，明耳目，健人，少睡，益心力，壮筋骨，治黄毒，煮作菹食，去心结伏气。

翘摇菜

味辛，平，无毒。主破血止血，生肌肉。生菜食之，又主五种黄病。煮熟甚益人，和五脏，明耳目，去热风，令人轻健。长食不厌。此菜生平泽，紫花，蔓生，如劳豆是也。

荏菜

味辛，温，无毒。主调中，去臭气。子主咳逆下气，温中补体。可以榨油。生食止渴润肺，亦可休粮。

罗勒菜

味辛，温，微毒。调中消食，去恶气，消水气。宜生食。多食壅关节，涩荣卫，令血脉不行，动风，发脚气。疗齿根烂疮，为灰用甚良。子主目翳、风赤眵泪。根主小儿黄烂疮，烧灰傅之。北人呼为兰香是也。

上诸菜皆地产阴物，所以养阴，固宜食之。

丹溪云：司疏泄者，菜也。谓之蔬，有疏通之义焉。食之则肠胃宣畅，而无壅滞之患。先儒曰：人若咬得菜根断，则百事可做。故食菜既足以养身，又可以养德也。

果部四五十七种

藕

味甘，平、寒，无毒。主热渴烦闷，产后血闷，散血生肌，止泄，解酒毒，开胃，止怒，久食心欢。产后忌生冷，惟藕不忌，以其破血也。蒸煮熟则开胃，甚补五脏，实下焦。与蜜同食，令腹脏肥，不生虫。白莲者尤佳。

莲子

味甘，平、寒，无毒。补中，安心神，养气力，益经脉，除百病，止渴止痢，治腰痛泄精。久服轻身耐老，延年不饥。多食令人喜。生者动气胀人，熟者良，并宜去心。叶及房皆破血，胎衣不下，酒煮服之。叶蒂味苦，主安胎，去恶血，留好血，血痢煮服之。花忌地黄、蒜，镇心轻身，益色驻颜。

枣

生者味甘、平，无毒。多食令人寒热腹胀，滑肠难化，羸瘦人尤不可食。熟者味甘，温，无毒。主心腹邪气，安中补虚，益气养脾，助十二经，平胃气，通九窍，润心肺，止嗽，补少气、少津液、身中不足，大惊，四肢重。和百药久服，轻身延年。

江云：多食动风，动嗽。三年陈者核中仁主腹痛，恶气。枣类甚多，大抵以青州所出者肉厚为最。不可同生葱食。中满者与牙痛者俱不可食。小儿多食，生疳损齿。

丹溪云：枣属土而有火，味甘性缓。

《经》云：甘先入脾。又谓：补脾未尝用甘。今人食甘多者，惟脾受病。小儿苦患秋痢与虫，食之良。

栗

味咸，气温，无毒。主益气，厚肠胃，补肾气，腰脚无力，破痃癖，治血大效。生则发气，熟则滞气。或日暴干，或灰火中煨令汗出，或以润砂藏之，或袋盛当风悬之，并令去其水气。食之良，此乃果中最有益者。当中一子，名栗楔，尤好，治血更效。宣州及北地所产小者为胜，余虽有数种，实一类也。小儿不宜多食，难化。患风水病者不宜食，以其味咸也。戒之！壳煮汁饮之，止反胃消渴。

葡萄

味甘，平，无毒。主筋骨湿痹，益气力，令人肥健耐寒，利小便，疮疹不发。取其子汁酿酒甚美。不可多食。其形色非一类，大抵功用有优劣也。

丹溪云：葡萄能下走渗道，西北人禀厚食之无恙，东南人食多则病热矣。

柿

味甘，气寒，无毒，属阴。主通耳鼻气，补劳润心肺，止渴，涩肠，疗肺痿、心热嗽，消痰开胃，治吐血。乌柿，火熏捻作饼者，温，止痢，及润声喉，杀虫。干柿，日暴干者，微冷，厚肠胃，涩中健脾，润声喉，杀虫。多食去面皯及腹中宿血。酥蜜煎食，益脾。若风中自干者亦动风。黄柿，将熟未熟者为黄柿，和米粉蒸作糕，小儿食之止痢。红柿，树上红熟者，冷，解酒毒。

江云：非也。止口渴，压胃热。饮酒食之，心痛直至死，且易醉。醂柿，水养者，入盐有毒，涩下焦，健脾胃，消宿血。朱柿，小而红圆可爱者，甚甘美。牛奶柿，小而似牛奶者，至冷，不可多食。今人火干者名柿花，货之四方，多用以喂小儿，止泻痢，益脾肺。盖亦经火焙，性不冷矣。椑柿，即绿柿，惟堪生啖，性冷更甚，去胃热，压丹石药，利水，解酒毒，久食令人寒中。

丹溪云：柿属金而有土，属①阴，而有收之意，止血治嗽，亦可为助。同蟹食，即腹痛大泻。

桃

味甘、酸，热，微毒。益色，辟邪，发丹石毒。多食令人有热。服术人忌食。又不可与鳖同食，食之浴水成淋病。其类甚多。

仁味苦、甘，气平，苦重于甘，阴中阳也，无毒，入手、足厥阴经，主瘀血血闭，血结血燥，癥瘕邪气，杀小虫，通润大便，除卒暴击血，通月水，止痛。苦以破滞血，甘以生新血。花味苦。杀疰恶鬼，令人好颜色，除水肿石淋，利大小便，杀三虫。酒浸服之，除百病。桃枭即桃实，著树不落实中者，正月采之。主杀百鬼精物，五毒不祥，疗中恶腹痛，破血。有人吐血，诸药不效，取此烧灰存性，米汤调服，立愈。桃虫杀鬼邪恶不祥。叶味苦，主除尸虫，出疮中虫。桃胶下石淋破血，

---

① 属：彩绘本同，明本、卢本、精抄本作"为"。

炼之保中不饥，轻身忍风寒。茎与皮味苦、辛，除邪鬼中恶腹痛，去胃中热。盖桃乃五木①之精，仙木也，少则华②盛，实甘且大，蟠桃之说有自来矣。

杏

味甘、酸，热，有毒。多食伤筋骨，伤神，盲目，小儿尤不可食，致疡痈及上膈热。

仁味甘、苦，气温，有小毒，入手太阴经。主咳逆上气，雷鸣喉痹，下气定喘，润心肺，散肺经风寒咳嗽，消心下急满痛，散结润燥，产乳金疮，寒心奔豚等疾。

丹溪云：性热，因寒者可用。

东垣云：杏仁下喘治气也，桃仁疗狂治血也，俱治大便燥，但有血气之分耳。花味苦，主补不足，女子伤中，寒热痹，厥逆。

石榴

味甘、酸，无毒。主疗咽燥渴。多食损人肺，齿令黑。酸者止痢、涩肠、漏精；甜者理乳、压丹石毒。有子白而大者，名水晶榴，味甘美。

丹溪曰：榴者，留也。味酸性滞，恋膈成痰。东行根，疗蛔虫、寸白。花、百叶者，主心热吐血及衄血，干之作末，吹鼻中立差。金疮刀斧伤破流血，和石灰捣末，傅上即愈。

梨

味甘、微酸，气寒。主热嗽，止渴，利大小便，除客热，

---

① 木：原作"本"，据明本改。
② 华："花"之本字。《说文·华部》："华，荣也。从草从芌。"

止心烦，通胃中痞塞热结。多食令人寒中，金疮、乳妇尤不可食，以血虚也。久食则动脾，惟病酒烦渴，食之甚佳，亦不能却疾。种类甚多，此则乳梨，鹅梨、消梨近是矣。乳梨出宣城，皮厚肉实，味长；鹅梨出西北州郡，皮薄浆多，味差，而①香则过之；消梨甘，南北各处所出，有味甚美而大至一二斤者。余如水梨、紫糜梨、赤梨、青梨、棠梨、御儿梨、花梨、茅梨之类，未闻入药。

丹溪云：梨者，利也。流利下行之谓也。

李

味苦、酸，平、温，无毒。除痼热，调中益气。不可多食，令人虚热。不可与蜜及雀肉食，损五脏。种类甚多，有绿李、黄李、紫李、生李、水李、麦李、赤李、剥李、房陵李、朱仲李、马肝李、牛心李、朝天李、胭脂李、蜜李、蜡李、青葱李、炭李、道州李、翠李、十月李，俱可食，而不可多也。

仁苦，平，无毒。主僵仆、跻②瘀血骨痛。根皮大寒，主消渴，止心烦逆奔气。

柰子

味苦、涩，寒。多食令人胀。

江云：治饱食后肺壅气胀。

胡桃

味甘，平，气温，无毒。食之令人肥健，润肌黑发。补下元亦用之。多食利小便，动风生痰，助肾火。

---

① 而：原作"短"，据明本、卢本改。
② 跻（jī 积）：原作"口折"，据明本、精抄本改。跻，下坠。《集韵·霁韵》："跻，坠也。"

江云：去五痔，通血脉。食酸齿齼者，细嚼解之。

丹溪云：属土而有火，性热。

《本草》言甘平，是无热也。

《液》云：脱眉，动风。非热何以伤肺？

杨梅

味酸，温，无毒。去痰去呕，消食下酒，和五脏，除烦愦恶气，甚能止痢。多食令人伤[①]热，亦能损齿及筋骨也。

林檎

味酸、甘，温。发热涩气，止泄痢遗精，霍乱肚痛，消食止渴。多食令人睡，发冷痰，生疮疖，脉闭不行。

橄榄

味酸、涩、甘，温，无毒。主消酒开胃，下气止泄，解鱼毒。尤解鲮鲌鱼毒。核中仁去唇吻燥痛。

丹溪云：味涩而生甘，醉饱宜之。然性热，多食能致上壅。核分二瓣，蜜渍食佳。

西瓜

味淡、甘，寒。压烦热，消暑毒，疗喉痹，有天生白虎汤之号。多食作泄痢。与油饼之类同食，损胃。

一种名杨溪瓜，秋生冬熟，形略长扁而大，瓤色胭红，味胜西瓜，可留至次年夏间。

或曰：是异人所遗之种也。

枇杷

味甘、酸，寒，无毒。利五脏，润肺下气，止呕止渴。多

---

① 伤：明本同，卢本作"发"。

食发痰热。不可与炙肉、面同食，令人发黄病。叶味苦，气平，无毒。拂去毛用。主卒呕哕不止，不下食，治肺热久嗽并渴疾。又疗妇人产后口干。其木白皮，亦主吐逆、不下食。

榧子

味甘，无毒。主五痔，去三虫，蛊毒鬼疰，令人能食，消谷，助筋骨，行荣卫，明目轻身。有患寸白虫者，化虫为水。多食不发病。

江云：五痔人常食之则愈，过多则滑肠。粗榧其木相似，但理粗、色赤，其子稍肥大，仅圆不尖。《本草》有彼子，味温有毒，主腹中邪气，去三虫、蛇螫蛊毒、鬼疰伏尸。

又《尔雅》云：彼当作柀，木似柏，子名榧。盖柀子即粗榧也。

丹溪云：榧，肺家果也。火炒食之，香酥甘美，但引火入肺，大肠受伤。

梅

味酸，平，无毒。生食之止渴，损齿伤骨。

一云：利筋骨，蚀肺胃，令人膈发虚热，服黄精人尤不可食。乌梅暖，无毒。主下气，除烦热，收肺气，安心，止痢涩肠，消酒毒，去痰，治疟瘴、麻痹、霍乱、虚劳骨蒸。多食不宜。白梅，盐腌暴干者。《本草》只用乌梅。白梅研，傅刀箭伤，止血。刺在肉中，嚼封之即出。乳痈肿毒，杵烂贴，佳。又和药点痣。

《书》云"若作和羹，尔惟盐梅"者是也。

芡

味甘，气平，无毒。主湿痹腰脊脚痛，补中益精，开胃助气。小儿食之不长。蒸暴作粉食良。生食动风气，多食不益膈胃，且难化。

一云：令膈上热。

樱桃

味甘，温。主调中益脾，令人好颜色，止痢并泄精。多食发虚热。

丹溪言：大热而发湿。

《日华子》言：微毒。食多令人吐。

《衍义》言：小儿食之过多，无不作热。旧有热病与嗽喘者，食之立病。

菱角

味甘，平，无毒。主安中，补五脏，不饥轻身。四角、三角曰芰，两角曰菱。

又云：芰实作粉，蜜和食之，可休粮。此物最不宜人，多食令脏腑冷，损阳气，阴不强，不益脾，且难化，惟解丹石毒。生者、熟者食致胀满，用姜酒一二杯解之。不可合白蜜食，令生虫。

荔枝

味甘、微酸，温，无毒。止烦渴，美颜色，通神健气。极甘美，益人，食之不厌，然太多亦发虚热，饮蜜浆一杯即解。

丹溪言：此果肉属阳，主散无形质之滞气，故能消瘤瘰赤肿。以核慢火中烧，存性为末，酒调服，治心痛及小肠气。

圆眼

味甘，平，无毒。主五脏邪气，安志压食，故医方归脾汤用之。除蛊毒，久服轻身不老，通神明。

一名益智，闽中出者味胜，生食不及荔枝，故曰荔奴。

松子

味甘，温，无毒。主风寒气，虚羸少气，补不足。服食有法。

《列仙传》言：偓佺①好食松子，能飞走及奔马。一种海松子，主骨节风，头眩，去死肌、白发，散水气，润五脏，不饥。

榛子

味甘，平，无毒。益气力，实肠胃，调中不饥，健行，甚验。

槟榔

味辛，温，无毒。消谷逐水，除痰癖，泄满破气，宣脏腑壅滞，坠诸药下行，杀三虫及寸白。多食伤真气。闽广人取蒟酱叶裹槟榔，食之辛香，膈间爽快，加蚬灰更佳，但吐红不雅。一名扶留，所谓"槟榔为命杂扶留"是也。

黄精

味甘，平，无毒。补中益气，除风湿，益脾润肺。九蒸九曝食之。又言：饵之可以长生。

木瓜

味酸，温，无毒。主湿痹脚气，霍乱吐下，转筋不止。禀得木之正，故入肝，利筋骨及血病腰腿无力，调荣卫，助谷气，驱湿，滋脾益肺。辛香，去恶心呕逆，膈痰，心中酸水。多食酸，能损齿。以蜜作煎、作糕，供汤食佳。凡用，勿犯刀铁。

---

① 偓佺（wòquán 沃全）：古代传说中的仙人。

橙皮

味苦、辛，温。散肠胃恶气，消食，去恶心及胃中浮风气，醒宿酒。或单食，或和盐及蜜食，或作酱醋及和五味，入鱼肉菜中食甚香美，且杀虫鱼毒。其瓤揆去酸水，细切，盐蜜煎食，去胃中恶气浮风。有大、小二种，皮厚皱者佳。

橘

味辛、苦，温，无毒。主胸中瘕热逆气，利水谷，除膈间痰，导滞气，止呕咳吐逆，霍乱泄泻。久服去臭，下气通神，去寸白，理肺气脾胃，降痰消食。青橘叶导胸胁逆气，行肝气。乳肿痛及胁痛药中用之以行经。核治腰痛，膀胱气痛，肾冷，炒，去壳，研，酒调服。青皮味苦、辛，气寒，足厥阴经引经药，入手少阳经。主气滞，消食，破积结隔气，治小腹痛须用之。泻肝气，治胁痛，须醋炒用。勿多服，损人真气。陈皮治高，青皮治低。

柑

味甘，大寒。主利肠胃中毒热，解丹石，止暴渴，利小便。多食令人脾冷，发痼癖、大肠泄。山柑皮疗喉痛，余不堪。

土瓜

味苦、甘，寒，无毒。主消渴内痹，月闭带下，益气行乳，止小便，疗口疮。久食发脚气不能行。

山楂

味酸，无毒。健脾消食，去积行结气催疮痛，治儿枕痛，浓煎汁，入砂糖调服，立效。小儿食之更宜。

甘蔗

味甘，平，无毒。主下气和中，助脾气，利大肠。病反胃，取捣汁，和姜汁服之愈。

江云：疗发热口干，小便涩。

落花生

藤蔓茎叶似扁豆，开花落地，一花就地结一果，大如桃，深秋取食之，味甘美异常，人所珍重。

椰子肉

益气治风。浆似酒，饮之不醉。主消渴、吐血、水肿，去风热。涂头益发令黑。

丹溪云：椰子生海外极热之地，土人赖此解夏月毒渴。天之生物，各因其材。多食动气。壳为酒器，酒有毒则沸起。今人或漆或镶①，殊失其义。

楮子

味苦、涩。止泄痢，破除恶血，止渴。食之不饥，健行。有甜、苦二种。制作粉食、糕食，甚佳。楮，音珠。俗呼苦楮、甜楮，木②作屋柱。

覆盆子

味甘、酸，气平、微热，无毒。主轻身益气，令发不白，颜色好。又主男子肾虚、精竭、阴痿，女子食之有子。熟时软红可爱，五月采之，失采则枝就生虫。制为蜜煎食更佳。

---

① 镶：原作"相"，明本同，据钱本改。
② 木：原作"本"，据明本改。

凫茨

味苦、甘，微寒，无毒。主消渴痹热，温中益气。作粉食之，厚人肠胃，不饥，服丹石人尤宜。

江云：不可多食。相传谓：凫茨性善毁铜，著之皆碎，未尝试。即今荸荠也。

茨菰

味甘。主百毒，产后血闷攻心欲死，产难胎衣不出，捣汁服之愈。多食令人患脚①，又发脚气瘫缓风，损齿，令人失颜色，皮肉干燥。卒食之令人呕水。

豆蔻

味辛，温，无毒。主温中，心腹痛，呕吐，去口臭气。鲜食佳。

庵罗果

味甘，温。食之止渴。动风气时症，及饱食后不可食。又不可与大蒜辛物同食，令人患黄病。树生，状似林檎。

梧桐子

四月开淡黄小花，如枣花，枝头出丝堕地，或油沾衣履，五六月结子，人收炒作果。多食亦动风气。《月令》所谓清明之日"桐始华"者即此。

茱萸

味辛、苦，大热，无毒。

---

① 患脚：患脚病。《百喻经·师患脚付二弟子喻》："其师患脚，遣二弟子，人当一脚，随时按摩。"

江云：吴生者，味辛，温，大热，有小毒。主温中下气，止痛，咳逆，寒热，除湿痹，逐风邪，开腠理，去痰癖，腹内绞痛，诸冷食不消，中恶心腹痛，逆气，利小便。

又云：此物最下气速肠，虚人服之愈甚。根杀三虫，治喉痹，止泄泻，食不消，疗经产余血并白癣。

乡人一时仓卒无药，用此多愈，山间之至宝也。

皂荚子

炒，舂去赤皮，仁将水浸软，煮熟，以糖蜜渍之，甚疏导五脏风热壅气，辟邪气瘴气，有验。

楒栌

味酸、甘，微温，无毒。主温中下气，消食，除心间醋水。食之须去净浮毛，否则损人肺，令嗽。楒栌，音温孛，似山楂而小，树如林檎。

金樱子

味酸、涩，平，无毒。疗脾泄下痢，止小便，利涩精。久服令人耐寒轻身，杀寸白虫。和铁粉可以染发。去子留皮，熬成稀膏，用暖酒服，其功不可尽载。

楮实

味甘，寒，无毒。主阴痿，水肿，益气，充肌肤，明目。久服不饥不老，轻身。其实初夏生，如弹丸，至六七月渐深红色，成熟可制食之。叶主小儿身热，食不生肌。可作浴汤，又主恶疮，生肉。皮主逐水，利小便。茎主瘾疹痒，单用煮汤浴之。汁主涂癣。

江云：投数枚煮肉易烂。与柏实皆可食。

猕猴桃

味酸、甘，寒，无毒。止暴渴，解烦热，冷脾胃，动溲僻，压丹石，下石淋热壅。不可多食，令人脏寒泄。此桃考之《本草》，言藤生附树，叶圆有毛，其形似鸡卵大，其皮褐色，经霜始甘美，可食。

《衍义》言：生则极酸，十月烂熟始食。

羊桃

味甘，寒，主熛热风水积聚。

《诗》名"苌楚"，疑与猕猴桃类。

羊枣

实小黑而圆，又谓之羊矢枣。

桑椹

味甘、寒。主消渴。或暴干和蜜食之。令人聪明，安魂镇神。不可与小儿食，令心寒。《诗》注言"鸠食椹多则致醉"，物类之相制也，有如此夫！

银杏

味甘、苦，平，无毒。生①痰动风气。与鳗鱼同食，令人软风。小儿食之发惊。银杏又名鸭脚，因其叶形名之。

无花果

味甘。开胃，止泄痢。色如青李而稍长。

柚

《本草》谓橘、柚一物。考之郭璞曰：柚似橙而大于橘。

---

① 生：明本同，卢本作"主"。

《吕氏春秋》曰：果之美者，有江浦之橘，云梦之柚。《楚辞》亦然。

《日华子》云：柚子无毒，治妊孕人吃食少并口淡。去胃中恶气，消食，去肠胃气，解酒毒，治饮酒人口气。柚、橘二物分矣，附之以俟知者择焉。

上诸果皆地产阴物，虽各有阴阳寒热之分，大率言之，阴物所以养阴，人病多属阴虚，宜食之。然果食则生冷，或成湿热，干则硬燥难化而成积聚，小儿尤忌。故火熟先君子、果熟后君子①之说，古人致谨，良有以也。但四方果类甚多，土产各有所宜，名色各有所异，气味各有所投，不复悉云。

---

① 火熟先君子、果熟后君子：语出《礼记·玉藻》："凡食果实者，后君子；火熟者，先君子。"意谓凡吃果实当在君子之后，吃火熟的食物当先为君子尝食。

卷之四

禽部五_{五十六种}

鹅肉

利五脏，解烦止渴。白者胜。

又云：性冷，不可多食，令人霍乱，发痼疾。白鹅膏气微寒，无毒。主耳卒聋。以食之，又润皮肤。毛主射工水毒。又饮其血及涂身，又主小儿惊痫极者。又烧灰，主噎。苍者，有毒，发疮脓。卵温，补中益气，补五脏，多食发痼疾。

鸭肉

补虚除热，和脏腑，利水道，消胀，止惊痫，解丹毒，止痢血，解毒。头治水肿，白鸭尤佳。屎杀石药毒，解结缚，散蓄热，主热毒痢，为末水调服之。热肿毒疮，和鸡卵白傅之。又傅蚰蜒咬疮，良。黄雌鸭最补，绿头、青头鸭佳，黑鸭滑中，发冷痢、脚气。卵微寒，主心膈热，发气，并冷疾。小儿食之脚软。盐腌者稍可。肉与卵并不可同鳖肉食，害人。

鸡

补虚羸甚要。属巽①，巽为风，故有风病人食之无不发作。丹雄鸡味甘，气微温，无毒。一云有小毒。主女人崩中漏下，赤白沃，补虚弱，温中止血，通神杀毒，辟不祥。冠血益气，

---

① 巽（xùn 讯）：《易经》八经卦之一，卦象为☴。《说卦》："巽为鸡……巽为木，为风……"

主乳难，疗白癜风，诸疮。人自缢死，心下温者，刺血滴口中，男雌女雄。百虫入耳中，滴之即出。头主杀鬼。乌雄鸡肉微温，无毒。主补虚弱，止心腹痛，安胎，疗折伤，痹病。胆主疗目不明，肌疮。心主五邪。肝及左翅毛主起阴。冠血主乳难。血主踒折骨痛及痿痹。肪主耳聋。肠主遗溺、小便数不禁。肫内黄皮微寒。主泄痢、小便遗溺，除热止烦并尿血、崩中带下。屎白微寒。主消渴、伤寒寒热，破石淋及转筋，灭瘢痕，傅风痛。白雄鸡肉味酸，微温，主下气，疗狂邪，安五脏，伤中消渴，调中，利小便，去丹毒。三年者能为鬼神所使。黑雌鸡肉味甘，温，无毒。主风寒湿痹，安胎，止产后下血，虚羸五缓六急，安心定志，除邪辟恶，腹痛及痿折骨痛，乳难。翮羽主下血闭。黄雌鸡肉味甘、酸，温、平，无毒。主伤中消渴、小便数不禁、肠澼泄痢，补益五脏，续绝伤，添精髓，止劳劣，助阳，利水肿。筋骨主小儿羸瘦，食不生肌。鸡子主除热、火疮、痫痉。可作琥珀神物。卵白微寒。疗目热赤痛，除心下伏热，止烦满咳逆，小儿下泄，妇人产难，胞衣不出。醯①渍之疗黄疸，破大烦热。卵中白皮主久咳结气，麻黄、紫菀和服之，立愈。凡鸡以光粉和饮喂之，后取食，人尤补益。卵黄，温。卵白，微寒。黄鸡所下者为最。

《素问》曰：阴不足，补之以血。鸡卵，血也。卵不可多食，动风气，有毒，醋解之。抱鸡肉不可食，发疽。鸡具五色者，勿食焉。乌鸡白头者，又不可与蒜、薤、芥菜、李子、牛肉、犬肉汁、肝、肾同食，各致病。小儿五岁以下，不可与鸡肉食，令生虫。妊娠食，亦令子腹内生虫。

---

① 醯（xī 西）：醋。《说文·皿部》：“醯，酸也。”

丹溪言：鸡助肝火。

《衍义》云：鸡动风者，亦习俗所移。然鸡属土，而有金与木、火，性补，故助湿中之火，病邪得之为有助而病剧也。

鹜肪

味甘，无毒。主风虚寒热。考之《礼》云："庶人执鹜。"

《尸子》云：野鸭为凫，家鸭为鹜。

王勃《滕王阁序》又谓"落霞与孤鹜齐飞"，则野鸭亦谓之鹜。

唐本《别录》云：鸭肪主水肿。

陶隐居言：此鹜为家鸭，肪用者择之。

野鸭

凉，无毒。补中益气，助力，大益病人，消食，杀十二种虫。又多年小热疮，多食即差。一种小者，名刀鸭，味最重，食之更补人虚。九月后至立春前食之，绝胜家鸭。不可与木耳、胡桃、豆豉同食。又一种名油鸭，味更佳。

鸠

味甘，气平，无毒。主明目补气，助阴阳。有有斑者、有无斑者，大者、小者之不一，其用一也。

《诗》名"雉"，又"雎鸠"，水鸟也。

鹁鸽

肉暖，无毒。调精益气，解一切药毒，食之益人。若服药人食之，减药力无效。又治恶疮、疥癣、风瘙、白癞、疬疡风。炒，酒服之。白色者佳。

雁

味甘，气平，无毒。主风挛拘偏枯、气不通利。久服益气，不饥，轻身耐老。六月勿食，伤神气。一种鹔①，无后趾，亦雁类。

鹌鹑

味甘，平。补五脏，益中续气，实筋骨，耐寒温，消结热。小豆和生姜煮食之，止泄痢。酥煎令人下焦肥。与猪肉同食，令人生小黑子。和菌子食，发痔。小儿患疳及下痢五色，旦旦食之有效。春月勿食。《本草》言虾蟆所化。

《素问》曰：田鼠化为鴽。即鹌也。

寇宗奭曰：鹌有雌雄，卵生，非化也。

雉肉

味酸，微寒，无毒。

一云：温，微毒。补中，益气力，止泄，利小便，多除蚁瘘。又治消渴，饮水无度。雉和盐豉作羹食，又治脾胃气虚，下利日夜不止，肠滑，不下食，良。

又云：虽野味之贵，食之损多益少，九月、十一月食之有补，余月有小毒，发五痔、疥疮。又不可与胡桃、木耳、菌蕈同食，发痔疾，立下血。有痼疾不可食。一种微小于雉，走而且鸣，《诗》所谓"有集维鷮"是也。

锦鸡肉

食之令人聪明文采。形状略似雄雉，毛羽皆作圆斑点，尾倍长，嗉有肉绶②，晴则舒于外，人谓之吐锦。

---

① 鹔（sù 素）：明本作"鹔"。

② 绶：原作"缓"，据明本、卢本、彩绘本改。

练鹊

味甘，平、温，无毒。主益气，治风疾。冬春间取食之。

鹧鸪

味甘，温，无毒。主补五脏，益心力，解野葛、蛇、菌等毒及瘟瘴病久而危者，合毛熬酒渍之，或生捣汁服良。脂，泽手不裂，食之忌笋。

雀肉

小雀也。

大温，无毒。起阳道，益精髓，暖腰膝，令有子。冬月者良，取其阴阳未决也。卵味酸，气温，无毒。主下气，男子阳痿不起，强之令热、多精、有子。脑主耳聋，涂冻疮立差。头血主雀盲、鸡蒙眼是也。雄雀屎名白丁香，两头尖者是。五月取之良，研如粉，煎甘草汤，浸一宿，干任用。疗目赤痛、生翳①肉、赤白膜、赤脉贯瞳，用男首生乳和如薄泥，点之即消，神效。决痈疖，涂之立溃。女下带，血溺不利，蜜和丸服。又急黄欲危，以两枚研，水温服，愈。龋齿有虫，痛，用绵裹塞孔内，日一二易之。喉痹，口噤，研调，温水灌之半钱匕。又除疝瘕烂、痃癖诸块、伏梁。一种似雀而小，八九月间群飞田间，谓之黄雀，亦可食，用稍不及。

蒿雀

味甘，温。益阳道。脑涂冻疮，手足不皲。此雀青黑，在

---

① 翳：原作"弩"，明本同，据文义改。

蒿间坰①野弥多，食之美于诸雀，性极热，最补益人。皲，音军，冻裂也。

鹊

一名干鹊，一名喜鹊。雄者肉味甘，气寒，无毒。烧作灰，以石投中，散解者，雄。

又曰：凡鸟左翼覆右者，雄；右翼覆左者，雌。雄鹊主石淋，消结热。烧作灰，淋取汁饮之，石即下。巢多年者，疗颠狂鬼魅及蛊毒等。烧之，仍呼祟物名号。亦傅瘘疮，良。

鸲鹆肉

味甘，平，无毒。主五痔，止血。炙食，或为散饮服之。又治老嗽及吃噫。目睛和乳汁点眼中，能见烟霄外物。吃，口急也。噫，音隘，饱食息。

白鹇肉

可食。《本草》谓其堪畜养，或疑即白雉也。

鸳鸯

味咸，平，有小毒。主诸瘘、疥癣。以酒浸，炙热，傅其上，冷即易。

一云：食其肉，令人患大风。

鸂鶒

味甘，平，无毒。治惊邪及中水中短狐疾。

鸬鹚肉

冷，微毒。头骨主鲠及噎，烧服之。屎治小儿疳、蛔。

---

① 坰（jiōng）：卢本作"埛"，义通。坰，郊外。《尔雅·释地》："野外谓之林，林外谓之坰。"

鹤

味咸，平，无毒。血主益气力，补劳乏，去风，益肺。肫中沙石子磨服，治虫毒邪。鹤有玄、有黄、有白、有苍，白者良。

乌鸦

平，无毒。治瘦咳嗽、骨蒸劳。目睛注目中治目。一种慈鸦，味酸、咸，平，无毒。用皆同。

《诗》所谓"弁彼鸒斯"是也。

鹳

味甘，无毒。脚、嘴主喉痹、飞尸、蛇虺咬及小儿闭[①]癖、大腹痞满，并煮汁服之。

又云：鹳骨大寒，治尸疰腹痛。炙令黄，为末，空心暖酒服方寸匕。

又云：有小毒，杀树木。沐汤中着少许，令毛发尽脱，更不生。入药用白者良。

鹰肉

食之主邪魅，五痔。屎主伤挞，灭瘢。合僵蚕、衣鱼为膏甚验。眼睛和乳汁研之，夜三注眼中，三日见碧霄中物。一种鹞，用[②]与鹰同。

《诗》云"鴥彼晨风"，亦此类鹞也。

---

① 闭（bì 必）：大小便不利。《素问·五常政大论》"其病癃闭"王冰注："闭，大便干涩不利也。"

② 用：原无，据卢本补。

鸢

其飞戾于天。《本草》谓之鸱。味咸，平，无毒。主头风眩，颠倒痫疾。得之者宜藏其首。

鹘鸼

鸠类。

肉味咸，平，无毒。助气，益脾胃，主头风眩。煮炙食之，顿尽一枚，至效。一种鸷鸟名鹘，不同此类。

啄木鸟

平，无毒。主痔瘘，烧灰酒服之。牙齿疳䘌蚛牙，烧末内牙齿孔中。

《淮南子》云：啄木愈龋。蚛，音冲，虫食物也。

黄鸟

味甘，温，平，无毒。补阳益脾。此鸟感阴气先鸣，所以补人。

天鹅

味甘，平，无毒，性冷。腌炙佳。绒毛疗刀杖疮立愈。

鸀肉

甚缓。食之补虚。

鹗肉

肥美。古人重其炙。主鼠瘘。目，吞之，令人夜中见物。又名鱼鹰。

百舌

主虫咬。炙食之。亦主小儿久不语。

鹭鸶

味咸，平，无毒。主瘦虚，益脾补气，炙食之。一种白鹤子，脚黄，形似鹭，但头上无氄毛袅耳。又红鹤，形亦相类。

山鹧

味甘，温。食之解诸果毒。一种阳鹊，形色相似。

竹鸡

味甘，平，无毒。主野鸡病①，杀虫，煮炙食之。又名山菌子，言味美如菌也。

鹝②

味甘，无毒。食之令人勇健肥润。

麦鸡

味甘，温。补虚益脾。

苍鸡

味甘，温。主杀虫、蛊毒。状如鹤大，两颊红，顶无丹。

秧鸡

味甘，温。治蚁瘘。

英鸡

味甘，温，无毒。主益阳道，补虚损，令人肥健悦泽，能食，不患冷，常有实气而不发也。

---

① 野鸡病：痔疮病。汉吕后名雉，因"雉""痔"同音，故改"雉"为"野鸡"，称"痔病"为"野鸡病"。《草木子卷之三下》："汉吕后讳雉，改雉名野鸡，人患痔者名野鸡疾。"

② 鹝：明本、卢本下有"鸡"字。

鹈鸪

味咸，平，无毒。主赤白久痢成疳者。嘴烧灰为末，服方寸匕愈。又名淘河，俗呼误为鸵鹤。

《诗》所谓"维鹈在梁"也。

巧妇鸟

主聪明。炙食之甚美。即鹪鹩也。其雏化而为雕，故《百语》曰鹪鹩生雕。言始小而终大也。雕一种，黑色，食草，似鹰而大，善鸷，谓之皂雕，用与鹰同。

秃鹙

味咸，微寒。主中虫鱼毒。嘴治鱼骨鲠。状如鹤而大，长颈赤目，头高六七尺。

《诗》所谓"有鹙在梁"者是也。

桑扈

味甘，温，无毒。主肌羸虚弱，益脾泽肤。此鸟不粟食，喜盗膏脂而食之，所以于人有补。又名窃脂，俗呼青嘴，又名蜡嘴。

鱼狗

即翠鸟。

味咸，无毒。主鲠及鱼骨刺入肉不可出痛甚者，烧令黑，为末，顿服之。煮汁饮亦佳。

鹲鹠

膏主耳聋，滴耳中。又主刀剑，令不锈。水鸟也，如鸠，鸭脚连尾，不能陆行，常在水中。人至即沉，或击之便起。又名鹛鸠。

鸂䴔

水鸟。

可食。似鸭，绿毛。相传人家养以厌火灾，恐未必有此者。

鸥

味甘，无毒。主躁渴狂邪，五味腌炙食之。

布谷

味甘，温。主安神定志，令人少睡。

燕屎

味辛，气平，有毒。主虫毒鬼疰，逐不祥邪气，破五癃，利小便。窝与屎同，多以作汤浴小儿，治惊邪。卵主水浮肿，肉出痔虫。

伏翼

味咸，平，无毒。主目瞑，明目，夜视有精光。久服令人喜乐，媚好无忧，延寿。又治五淋，利水道。取血滴目，令人夜中见物。粪名夜明沙，味辛，寒，无毒。主面痈肿，皮肤洗洗时痛，腹中血气，破寒热积聚，除惊悸，去面黑皯。炒服，治瘰疬。烧灰，酒服方寸匕，治子死腹中。又小儿无辜病①，熬捣为散，任意拌饭与食之。又治疳。皯，音绀。面黑气也。

孔雀

味咸，无毒。又云，凉，微毒。解药毒、蛊毒。血治毒药，生饮良。屎微寒，主主女子崩中带下，小便不利。尾不可入目，昏翳人眼。此禽因雷声而孕。或言血即鸩毒也。

---

① 病：原脱，据明本补。

鹦鹉

味甘，温。主虚嗽。此鸟足四趾齐分，两脸俱动如人目，与众鸟异。有白者、绀绿者、苍黑者。白者良。养久能人言。

寒号虫

鸟类。

状如小鸡，四足，肉翅，不能远飞。肉味甘，食之益人。粪名五灵脂，味甘，温，无毒。主疗心腹冷气、小儿五疳，辟疫，治肠风，通利气脉、女子月闭。

鸀鳿鸟

音烛玉。

主溪毒、砂虱、水弩、射工、蜮等病。肉亦可食。

上诸禽有毒，形色异常，白身玄首，玄身白首，及死不伸足、不闭目之类，有毒。

《记》曰：天产作阳，地产作阴。禽兽皆天地生物，而禽卵生羽飞，又阳中之阳。虽气味各有阴阳之分，大概肉所以养阳。然人之身，阳常有余，阴常不足，阳足而复补阳，阴益亏矣。

丹溪曰：诸肉能助起湿中之火，久而生病。

《素问》曰："膏粱之变，足生大丁。"故禽之肉虽益人，亦不宜多食也。

兽部六 三十六种

鹿肉

温。补中，强五脏，益气力，调血脉。生者疗中风口偏，割薄之，左患右贴，右患左贴，正即除之。髓味甘，气温。主女男伤中绝脉，筋骨急痛，咳逆，以酒和服之。地黄炙①煎作膏，填骨髓。蜜者②壮阳，令有子。头主消渴、夜梦鬼物及烦愦。肾平，补肾气，壮阳，安五脏，作酒及煮粥服。筋主劳损续绝。骨主虚劳，作酒饮，去风补髓。脂主痈肿死肌，温中，四肢不随，风头，通腠理。

一云：不可近阴，令痿。殊不知鹿性淫乐，食之起阴，何以言痿？是令阴不痿也。血主阴痿，补虚，止腰痛，肺痿吐血，崩中带下，和酒饮之。

江云：诸气痛欲危者，饮之立止，至效。齿主留血气，鼠瘘，心腹痛。骨味甘，微热，无毒。安胎下气，杀鬼精物，久服耐老。茸味甘、酸。又云：苦、辛，气温，无毒。主漏下恶血，溺血，破留血在腹，散石淋痈肿，骨中热疽痒，治寒热惊痫，虚劳洒洒如疟，羸瘦，四肢酸疼，腰脊痛，脚膝无力，小便利，泄精，女人崩中、赤白带下，益气强志，生齿不老。角味咸，气温。主恶疮痈肿，逐邪恶气，留血在阴中，小腹血急痛，腰脊痛，折伤恶血，尿血，轻身益气，强筋骨，补绝伤。又妇人梦与鬼交者，取末，和清酒服之，即出鬼精。鹿之一身皆益人，野族第一品也。或脯、或煮、或蒸，俱和酒食之为良。

水牛肉

味甘，平，无毒。一云冷，微毒。止消渴并吐泄，安中益气，养脾胃。心主虚忘。肝主明目。肾主补肾气，益精。齿主小儿牛痫。髓味甘，温。主安五脏，平三焦，温骨髓，补中，续绝伤，益气，止泄利，消渴，以酒服之良。角疗时气寒热头

---

① 炙：明本同，卢本作"汁"。
② 者：明本、卢本作"煮"。

痛。牛角䚡味苦，气温，性涩，无毒。下闭血，瘀血疼痛，女人带下，血崩不止。胆味苦，气大寒，可丸药，又除心腹热、渴、利、口焦燥，益目精。尿寒，主水肿恶气，用涂门户。著壁上者燔之，主鼠瘘、恶疮。

犙牛

黄者肉平。一云温，无毒。又云微毒。消水肿，除湿气，补虚损，益腰脚①，强筋骨，壮健人。亦发药，动病，黑者尤甚。俱不如水牛佳。头、蹄主下热风水气，大腹肿，小便涩，患冷人勿食。脑主消渴，风眩。肝及百叶主热气、水气、丹毒，解酒劳并痢。五脏主五脏，平三焦。骨髓温，无毒。止吐衄、崩中带下、肠风下血并水泻。肚主消渴、风痃，补五脏。肾补肾髓，安五脏，平三焦，温中。鼻通乳汁。茎主漏下、妇人赤白带下、无子。牝牛不及牡牛，黑牛不及黄牛。独肝及自死者并疟病后，皆不可食。又不可与黍米、韭、薤同食。

羊肉

味甘，大热，无毒。主缓中、字乳余疾、头脑大风汗出、虚劳寒热，开胃，补中益气，肥健人，安心止惊。

江云：羊肉比人参、黄芪，参、芪补气，羊肉补形。头肉凉，主骨蒸脑热，缓中，安心止惊。热病后宜食，冷病人不宜食。脑发风，若和酒食则迷人心。五脏温，平五脏。肺补肺，主咳嗽、止渴、小便数。心止忧恚膈气，补心。肺有孔者勿食。肝明目，主肝风虚热，目赤睛痛。肾补肾气，益精髓，壮阳健胃，补虚损，止小便，盗汗，耳聋。髓味甘，温，主男女伤中，

---

① 脚：明本同，卢本作"脾"。

阴气不足，利血脉，益经气。以酒服之。齿主小儿羊痫寒热。胆主青盲，明目。又疗时行热燥疮并淋湿。又点眼中赤障、白膜、风泪。又解蛊毒。皮补虚劳，去一切脚中虚风。血主女人产后血虚晕①。胫骨治牙齿疏豁。

羚羊角味咸、苦，气寒，无毒，属木，入厥阴经。主明目、益气、起阴，去恶血注下，辟蛊毒恶鬼不祥，安心气，常不魇寐，疗伤寒、时气寒热、热在肌肤、温风注毒伏在骨间，除邪气惊梦、狂越僻谬、小儿惊痫，治山瘴，散产后血冲心烦闷，烧末，酒服之。又治食噎不通。久服强筋骨，轻身益气，利丈夫。羖羊角用同。此羊谓北地青羊也。若南羊则多受湿，湿则有毒。又山中吃毒草，故不堪用。若言其味，则浙东一种山羊味甚甘美。诸家谓南羊味淡，或见之未悉，南人食之甚补益，但以其能发病者皆不可食，犯之即验。此其不及北羊也。北地一种无角大白羊，食之甚胜。又同、华之间卧沙、细肋、角低小者，供馔在诸羊之上，医家诸汤丸用之即效。

山羊

《尔雅》谓之羱羊，有筋力，甚能陟险峻，生深山谷穴中，皮可制靴履，味甘于家羊，用亦如之。又野外黄羊同。

狗肉

味咸、酸，温。主安五脏，补绝伤，轻身，益气力、血脉，厚肠胃，实下焦，暖腰膝，填精髓。

一云：所补在血，去血不益人。心主忧恚气，除邪。脑主头风痹、下部匿疮、鼻中息肉。头骨主金疮，止血。胆主明目，

---

① 晕：原作"恽"，诸本皆同，据文义改。

痂疡恶疮。脚蹄主下乳。齿主癫痫寒热，卒风。沸乳汁主青盲，取白犬生子目未开时汁主①目中，疗十年盲，犬子目开即差。牡狗阴茎味咸，平，无毒。主伤中、阴痿不起，令强、热、大、生子，除女子带下十二疾。白狗、乌狗入药，牡者胜。

又云：黄狗大补，白、黑次之，余者微补。犬欲癫者不可食，阴虚发热人与妊娠勿食。不可炙食，致消渴。又不可与蒜同食，顿损人。常见人食犬者，多致病，南人为甚。大抵人之虚，多是阴虚，犬肉补阳，世俗往往用此，不知其害，审之！

山狗②

形如家狗，脚微短，好鲜食果食，味甘美，皮可为裘，有数种，在处有之，蜀中出者名天狗。

猪肉

味苦，微寒。主闭血脉、弱筋骨、发痰，令人少子。食之暴肥，以其风虚故也。疟病、金疮勿食。不可同牛肉食，生寸白虫。同荞麦食，患热风，脱须眉。豚卵味甘温，无毒。主惊痫癫疾，鬼疰蛊毒，除寒热、奔豚、五癃、邪气、挛缩。悬蹄主五痔、伏热在肠、肠痈内蚀。四足主伤挞诸败疮，下乳汁。心主惊邪忧恚、血不足，补虚劣。多食耗心气。不可同茱萸食。肚微温，补中益气，止渴利，主骨蒸热劳，杀劳虫，补羸，助血脉，止痢。四季宜食。肺微寒，能补肺。不可同白华菜食，令滞气发霍。肝温，主脚气、冷泄赤白、脏虚。不可同鱼子食。肾冷，和理肾气，通利膀胱，补虚劳，消积滞。冬不可食，损

---

① 主（zhù柱）：明本同，卢本作"注"，通假。主，注入。《荀子·宥坐》"主量必平"杨倞注："主，读为注。"

② 狗：明本、卢本后有"獾"字。

真气，发虚拥。脾主脾胃虚热。舌健脾，补不足，令人能食。头补虚乏，去惊痫、五痔，煮极熟食之。脑不可食。鬐脂主生发。脂膏主恶疮，利血脉，解风热、皮肤风，润肺，解斑蝥、芫青毒。腊月者杀虫。忌食乌梅。皮味甘，寒。猪水畜，其气先入肾，解少阴客热。加白蜜食润燥除烦，加米粉益气断痢。肠脏主下焦虚竭。大小肠风热，宜食之。

野猪肉

味甘。补肌肤，令人肥腻。补五脏，止肠风下血及癫痫病，不发风气。尚胜家猪。

《液》云：微动风。雌者尤美。青蹄者勿食。肪膏酒浸食之，令妇人多乳，连进十日，可供三四孩儿本来无乳者。亦有三岁者，胆中有黄，黄味辛、甘，气平，无毒。主金疮，止血生肌，疗癫痫及鬼疰。此物多是射而得之，射药之毒中入其肉，不可不虑。

麂

味甘，平，无毒。主五痔病燥出，以姜、醋进之，大有效。多食动痼疾。

江云：凉，有毒。能堕胎，发疥疮。

麇

似麂而大，肉稍粗，气味亦同麂也。

獐肉

味甘，温，无毒。补益五脏。八月至十一月食之甚美，余月食之动气。又瘦恶疮者食之发痼疾。心粗豪人宜食之，减其性。胆小人食之愈怯。与鸽食成瘕。髓益气力，悦泽人面。脐下麝香味辛，气温，无毒，主辟恶气，杀鬼精物、瘟疟、蛊毒、痫痓，去三虫，疗诸凶邪鬼气，中恶心，腹暴痛，胀急，痞满，风毒，妇人产难，堕胎，疗蛇毒。

麋肉

益气补中，治腰脚。

一云：微补五脏不足。多食令人弱房事，发脚气，不可近阴，令痿。夫麋性与鹿性一同淫乐，又辛温补益之物，是令阴不痿也。意当时写《本草》者逸其字，以讹传讹，大率类此。孟子言"尽信《书》，则不如无《书》"是矣。用者酌之。脂辛，温，主疮肿死肌、寒风湿痹、四肢拘缓不收、风头肿气，通腠理。角味甘，主痹，止血，补虚劳，益气力，填骨髓，暖腰膝，壮阳道。茸尤良。

按《月令》：冬至一阳生，"麋角解"；夏至一阴生，"鹿角解"。麋茸利补阳，鹿茸利补阴。不可合虾及生菜、梅、李果实同食。

獾猪肉

甘美。作羹臛食之，下水肿，大效。

江云：味酸，平。主丹石热及久患赤白痢。瘦人食之，长肌肉，肥白。脂主传尸鬼气、肺痿气急，酒食之。胞吐蛊虫。

豪猪肉

甘美多膏，利大肠。不可多食，发风气，令人虚。

兔肉

味辛，平，无毒。主补中益气。

江云：寒。主热气湿痹，治消渴。久食弱阳，损元气、血脉，令人阴痿。与姜同食，令心痛。妊娠不可食，令子缺唇。头骨主头眩痛颠疾。骨主热中消渴。肝主目暗。不可与鸡肉、芥菜、胡桃、柑橘同食。

驴肉

凉，无毒。主风狂忧愁不乐，能安心气。乌驴佳。一云：食之动风，脂尤甚，屡试验。

诸家云治风恐未可凭，其用乌驴者，盖因水色以制热，则生风之意。凡腹内物食之，皆令筋急。尿屎皆入药。

虎肉

味酸，平。主恶心欲呕，益气力，治疟。又食之入山，虎畏之。辟三十六种精魅。药箭射，毒入骨肉，食之不可不虑。

熊肉

味甘，寒，微温，无毒。主风痹筋骨不仁，五脏腹中积聚，寒热羸瘦，头疡白秃，面皯疱。久服强志，不饥轻身。有痼疾者食之，终身不能除。胆味苦，气寒，主时气盛热变为黄疸，小儿惊痫，五痔，杀虫，治恶疮。又久痔不差，涂之神效。其胆春在首，夏在腹，秋在左足，冬在右足。此兽能举木引气，冬蛰不食，饥则自舐其掌，故其美在掌，久食之可御风寒诸疾，宜孟子取之。疱，音炮。面皮生气疱也。

白马肉

味辛、苦，冷。主热下气，长筋强腰脊，壮健强志，轻身不饥。

江云：有小毒。主肠中热。凡用，须以水捼洗数次，去净血，再以好酒洗，方煮之，更入酒，煮熟可食，饮好酒数杯解之乃佳。茎味咸、甘，平，无毒，主伤中绝脉，男子阴痿不起坚长，益气，长肌肉，肥健生子，小儿惊痫，阴干入药。肺主寒热。心主喜忘。患痢人勿食。眼主惊痫、腹满、疟疾。悬蹄主惊邪瘈疭、乳难、衄血、内漏崩，辟恶气鬼毒、蛊疰不祥。齿主小儿马①痫，水磨服。头骨主令人不睡。鬐毛主女子崩中赤白。膏主生发。脯疗寒热痿痹。溺味辛，微寒，主消渴，破癥坚积聚、男子伏梁积疝、妇人瘕疾，铜器盛饮之。又治鳖瘕，又洗头疮白秃。屎名马通，微温，主妇人崩中、止渴及吐下血、鼻衄、金疮、止血。肝大毒，食而死者多矣，故曰食马留肝。凡马肉与苍耳同食，十有九死。与生姜同食，生气嗽。又不可与仓米同食。仓米恐是苍耳也。妊妇并有疮疥者不可食。白马黑蹄，头青蹄黑，脊而斑，凡形色异常者，皆不可食。牝马并各色马诸书不载，大率一类，而不及白牡马也。瘈疭，音掣纵。癫痫病者手足筋挛掣纵也。

豹肉

味咸，平，无毒。主安五脏，补绝伤，轻身益气。久服利人，耐寒暑。脂合生发膏，朝涂暮生。齿骨极坚，人诈为佛牙。

象肉

味淡。多食令人体重。牙无毒，主诸铁及杂物入肉，刮取屑，细研，和水傅刺上，即出。身具百兽肉，惟鼻是其本肉。胆随四时所在四腿，春前左，夏前右，秋后左，冬后右。主目疾，和乳滴目中。

江云：喉中刺痛，用旧牙梳屑研水饮之。小便不通，生煎服之。小便多，烧灰饮下。

獭肉

味甘，寒。疗时气。肝味甘，有毒。主鬼疰蛊毒，却鱼鲠，

---

① 马：明本同，卢本作"惊"。

止久嗽，烧服之。胆主明目。涂酒杯唇上，酒稍高于杯唇，分杯之说误也。屎主鱼脐疮，研傅之。

豺肉

味酸。食之无益。皮性热，主冷痹、脚气，炙，缠病上，即差。

狼

味辛。老狼颔①下有悬肉，行善顾，疾则不能。膞②中筋如织络，小囊大似鸭卵，作声诸窍皆沸。粪烟直上，烽火用之。昔言狼、狈是二物，狈前二足绝短，先知食之所在，指以示狼，狼负以行，匪狼不能动。肉皆可食。

罴

大于熊貔，似虎猫，似虎而浅毛，三兽俱阳物，用同熊、虎。

狐

味甘，寒，有毒。主补虚劳，治恶疮疥，作臛食之。阴茎味甘，有毒。主女子绝产、阴痒、小儿阴㿉卵肿。雄狐粪烧之，辟瘟疫恶病。头烧以辟邪。心肝生服治妖魅。肝烧灰治风。

狸肉

味似狐。疗诸疰五痔，作羹臛食之。骨味甘，温，无毒。主风疰、尸疰、鬼疰在皮中淫跃如针刺者，心腹痛，走无常处，及鼠瘘恶疮，头骨尤良。炙骨和麝香、雄黄为丸，治痔瘘甚效。粪烧灰，主寒热鬼疟发无期度者，极验。狸类甚多，有玉面狸、

---

① 颔：原作"领"，据明本、卢本、彩绘本改。
② 膞（bì 必）：同"髀"。

九节狸、风狸、香狸，食品佳者也。

猯肉

胞膏味甘，平，无毒。主上气、乏①气、咳逆，酒和服之。又水肿不差者，以肉作羹臛食之。胞干磨服，吐蛊毒立②效。猯，音湍。状似小猪。即猪獾也。

猴肉

味酸，平，无毒。主诸风劳。酿酒弥佳。干脯主久疟。头骨主瘴魅。手主小儿惊痫口噤。屎主蜘蛛咬。皮主马疫气。

麈肉

味如牛，脂甘过之。皮可为靴，尾能辟尘。山牛也。

家猫肉

甘、微酸，主劳瘵。

鼹鼠

味咸，无毒。主痈疽诸瘘、蚀恶疮、阴䘌烂疮。鼲鼠主堕胎，易产。一种竹鼮，食笋，味佳。它如貂鼠、黄鼠狼，俱入药。

江云：鼠胆治耳聋，但取而不得耳。

果然肉

味咸，无毒。主瘴疟寒热，煮食之。狖兽，主五野鸡病。狒狒血，饮之可见鬼。三种皆③类猴，而用稍异，故并录之。自呼曰果然，捕一，举群相赴不去。鼻孔仰天，尾长过身，末有歧，遇

① 乏：原作"之"，明本同，据卢本改。
② 立：原作"并"，明本同，据卢本改。
③ 皆：原作"者"，据明本、卢本、精抄本改。

雨以尾塞鼻。

牛黄

犀角

腽肭脐

貊泽膏①

罕有真者，虽有亦不多，用者慎焉。彼麒麟、驺虞、神龙之肉，人亦岂易得而醢②之哉？

上诸兽肉，如热血不断、落水浮及形色异常之类者，皆有毒，不可食。孔子"色恶不食，臭恶不食"、"不时不食"③是也。

又④江云："肉虽多，不使胜食气。⑤"盖人食以谷气为主，一或过焉，适足以伤人，非养生之道矣，况望其有所补乎！夫人虽不如孔子之圣，而自昧昧于饮食之节，以自戕其生，尚亦不悟，何哉？宜合禽类后之说观之。

---

① 牛黄……貊泽膏：明本同，卢本未另起。

② 醢（hǎi 海）：肉酱。《说文·酉部》："醢，肉酱也。"此处用作动词，将……做成肉酱。

③ 色恶不食……不时不食：语出《论语·乡党》篇。

④ 又：原作"江"，明本同，据卢本、精抄本改。

⑤ 肉虽多，不使胜食气：语出《论语·乡党》篇。

鱼部七 六十种

鲫鱼

味甘，温，无毒。主诸恶疮，烧以酱汁和涂之，或取猪脂煎用。又主肠痈。合莼作羹，主胃弱不下食，调中下气，补虚。作脍主肠癖、水谷不调及赤白久痢。又酿白矾烧灰，治肠风血痢。又开其腹，内少盐烧之，治齿痛。

丹溪云：诸鱼皆属火，惟鲫鱼属土，故能入阳明，有调胃实肠之功。多食亦能动火。不可与砂糖、蒜、芥、猪肝、雉肉同食。

鲤鱼

味甘，寒，无毒。肉烧灰，治咳逆气喘。煮食之，疗水肿脚满，下气。又安胎，治怀妊身肿。又天行病后与原有癥疾人，皆不可食。肉忌葵菜，子忌猪肝，同食俱害人。头有毒。胆主目热赤痛，青盲，明目，久服强悍，益志气，滴耳聋，小儿热肿涂之。

鲥鱼

平。补虚劳。稍发疮痼。

鲂鱼

调胃气，理五脏。和芥子酱食之，助肺气，去胃家风。消谷不化者，作脍食，助脾气，令人能食。作羹臛食，宜人。

鲟鱼

味甘，平。益气补虚，肥健人。其子肥美，杀腹内小虫。

鳢鱼

味甘，寒，无毒。主湿痹、面目肿胀、大小便拥塞，疗五痔出血。取鱼肠以五味炙，令香，以绵裹，内谷道中，食顷虫即出。又脚气风气，作脍食之良。

丹溪云：癫疾用此鱼，以代蛇之或缺，是亦去风。古方有单用黑蠡汤安胎，是妊娠亦可食也。

一云：亦发痼疾。诸鱼胆皆苦，惟此胆甘可食。

鮥鱼

味平，甘，无毒。开胃利脏。久食肥健。此鱼食泥，不忌药。

鲈鱼

平。补五脏，益筋骨，和肠胃，安胎，治水气。食之宜人，作鲊尤良，暴干甚香美。虽有小毒，不致发病。

一云：发痃癖及疮肿。不可与乳酪同食。中其毒，以芦根汁解之。

河豚鱼

味甘，温，有大毒。主补虚、理腰脚、痔疾、杀虫。其味极美。肝尤毒。然修治不法，食之杀人，橄榄、芦根、粪水解之。

石首鱼

味甘，无毒。开胃益气。干者为鲞鱼，消宿食，消瓜成水。主中恶暴痢。用大麦秆包，不露风，陈久愈好，否则发红失味。

江云：鱼首有石如棋子，磨服治淋。

鲚鱼

发疥。

青鱼

甘，平，无毒。一云微毒。主湿痹脚气，虚弱烦闷，益气力。忌蒜、葵。

鲇鱼

甘，无毒。一云有毒。主水浮肿病，利小便。忌牛肝。鮧鱼似鲇，美且益人，下膀胱水，动痼疾，不可与野猪、野雉同食。赤目、赤须、无腮者不可食。二鱼寒而有毒，非嘉物也。

白鱼

味甘，平，无毒。主开胃，助脾消食，补肝明目，去水气。令人肥健。五味蒸煮食之良。若经宿食之，腹冷生病。或腌、或糟，皆可。人患疮疖食之，甚发脓。炙，疮食之不发。

鳗鲡鱼

味甘，有毒。一云平，微毒。主五痔疮瘘，腰背湿风痹常如水洗，及湿脚气，一切风瘙如虫行者，杀诸虫、诸草石药毒。劳瘵人食之，杀虫。昔有女子患传尸劳，其家以之活钉棺中，弃之江流，以绝此病。流至金山，有人引崖开视之，女人犹活，因取置渔舍，多得鳗鲡食之，病愈。后为渔人妻。此说见《稽神录》。

鳝鱼

味甘，大温，无毒。主补中，益气血，除腹中冷气腹鸣，产前、产后病淋沥。瘦弱，血气不调，宜食。若过多，令霍乱。时行病起①，食之再发。

---

① 起：治愈。《吕氏春秋·察贤》："今有良医于此，治十人而起九人，所以求之万也。"

鳙鱼

格额目旁有骨，名乙。

《礼》云：鱼去乙。

一云：东海鳙鱼也。食之别无功用。

又云：池塘所蓄、头大细鳞者，甘平，益人。一种鲢鱼似鳙，头小，色白，性急，味胜。

鲩鱼

无毒。胆最苦。治喉痹、飞尸。

鳜鱼

味甘，无毒。去腹内恶血及小虫，益气力，令人肥健。

一云：平，稍有毒。益脾胃。

昌侯鱼

味甘，平，无毒。益气肥健。子有毒，令人痢下。

鲸鱼

平。补五脏，益筋骨，和脾胃。多食宜人，作鲊尤佳。暴干甚香美。不毒，亦不发病。

嘉鱼

味甘，温，无毒。一云微毒。食之令人肥健悦泽。此乃乳穴中小鱼，常饮乳水，所以益人。味甚珍美，力强于乳。

《诗》所谓"南有嘉鱼"，注言"出于沔南之丙穴①"是也。

---

① 丙穴：地名，大丙山之穴，在今陕西省略阳县东南，相传有嘉鱼生焉。

乌贼鱼

味咸，平。主益气强志，通月经。

《素问》云：主女子血枯。

章举鱼

一名石矩。比乌贼鱼差大，味更珍好。

黄颊鱼

味甘，平，无毒。醒酒，不益人。

一云能祛风。

比目鱼

平。补虚益气力。多食稍动风。

鮰鱼

味美。膘可作胶。与鳠鲶鱼白相似。

邵阳鱼

有毒。主瘴疟。尾有刺，人犯之至死。

鮹鱼

味甘，平，无毒。主五野鸡、痔下血、瘀血。

鳣鱼

无毒。肝①主恶疮癣疥。

《诗》言"鳣鲔发发"，即今之鳇鱼也。

鲨鱼

平。补五脏，主蛊气蛊痓。与鲛鱼同。

---

① 肝：原作"肛"，明本同，据卢本、彩绘本改。

鲨鱼

平，微毒。疗痔，杀虫。多食发嗽并疮癣。鲨，音壳。

鲭鱼

味甘，平，无毒。肉主脚气湿痹。眼睛主能夜视。头中枕磨服，主心腹痛。胆主目暗，并涂恶疮。贯矾主喉痹，神效。

蟹

类甚多。螃蟹味甘，寒，有毒。一云凉。主胸中热，解结散血，愈漆疮，养筋益气，理经脉。乃食品之佳味，最宜人。须是八月一日蟹吃稻芒后方可食，霜后更佳，已前食之有毒。独螯、独目、两目相向者，皆有大毒，不可食。有风疾人并孕妇不可食。藕、蒜汁、冬瓜汁、紫苏，俱解蟹毒。蟛蜞蟹壳阔多黄，其螯无毛，最锐，食之行风气。蟳蚎蟹匾①而大，性冷无毒。解热气、小儿痞气。蟛蜞蟹小毒，食之令人吐痢，与蟛蜞蟹同。拥剑蟹一大螯待斗，一小螯供食。余者皆有毒，不可食，误中者急以黑豆汁解之。其黄能化漆为水。脚中髓并壳中黄熬为末，内金疮中，能续断筋。爪主堕胎，破宿血，产后血闷，酒及煮汤煎服，良。

鳖

味甘。主补阴，调中益气，去热气，血热，湿痹，腹中癥热，妇人带下，羸瘦。然性冷，久食损人。妊娠不可食。忌苋菜。又头足不缩、独目、目陷、腹下红及有十字、五字、王字等形者，俱有大毒，不可食。误中者，以黄芪、吴蓝煎汤解之。甲味咸，平，无毒。主心腹癥痕，坚积，寒热，去痞、息肉、

---

① 匾：面阔而体薄。《古今韵会集要·铣韵》："匾，不圆貌。"

阴蚀、痔、恶肉，消疮肿，疗瘟疟，劳瘦，骨热，小儿胁坚，妇人漏下五色，弱瘦，堕胎。头烧灰，主小儿诸疾，脱肛，头①血可涂之。丈夫阴头痈，取甲一枚烧灰，和鸡卵白傅之。产难，食灰立出。

车螯

冷，无毒。解酒毒、酒渴、消渴。不可多食。

蚶

味甘，温，无毒。主心腹冷气、腰脊冷风，利五脏，益血，温中起阳，消食健脾，令人能食。

蛏

甘，温，无毒。补虚、产后虚损。主冷痢、邪热烦闷。疫后忌食。

淡菜

温，无毒。补五脏虚损劳，理腰脚气，益阳事，消食，除腹中冷，消痃癖，润毛发。产后血结、冷痛、崩中、带下、漏下，男子久痢，并宜食之。煮以五味更妙，虽形状不典，甚益人。

蛤蜊

性冷，无毒。

丹溪云：湿中有火，止消渴，开胃，解酒毒，主老癖②能为寒热者及妇人血块，煮食之。此物虽冷，然与丹石相反，食之令腹结痛。汤火伤，壳烧灰，油调搽，神效。

---

① 头：原脱，据卢本补。
② 癖：原作"辟"，据明本、彩绘本改。

蚬

冷，无毒。辟时气，开胃，压丹石，去暴热，明目利水，下脚气湿毒，解酒毒①、目黄。多食发嗽，并冷气消肾。

虾

平。主五野鸡病。动风发疥。小儿食之，令脚屈不能行。生水田沟渠中。小者有小毒。海虾长一尺，作鲊毒人至死。

石决明

味咸，平、寒，无毒。主目瘴②翳痛、青盲。久服益精轻身。

马刀

味辛，微寒，有毒。主漏下赤白、寒热石淋。杀禽兽贼鼠。

田螺

气大寒。主目热赤痛，取黄连末内其中，汁出用以注目。生浸③，取汁饮之，治消渴。又利大小便，腹中结热，脚气上冲，脚手浮肿，解酒过多，喉舌生疮。碎其肉，傅热疮。烂壳烧末，主反胃。煮汁治急黄。螺蛳用同。海螺治目痛。

牡蛎

味咸，气平、微寒，无毒，入足少阴经。主伤寒寒热、温疟洒洒、惊恚怒气，除拘缓、瘰疬、痈肿、喉痹、鼠瘘、女子带下赤白、心胁气结痛，除老血，软积痞，咸能软坚也。涩大

① 解酒毒：原无此3字，据明本、卢本补。
② 瘴：原脱，据《政和本草》"石决明"条补。
③ 浸：原作"津"，明本同，据卢本改。

小肠，止大小便，疗鬼交泄精。久服强骨节，杀邪鬼，延年。和杜仲服，止盗汗。和麻黄根、蛇床子、干姜为粉，去阴汗。引以柴胡，能去胁硬；引以茶清，能消结核；引以大黄，能除股肿。地黄为之使，能益精，取涩止小便，本肾经药也。

蚌

性冷，无毒。主妇人虚劳下血并痔瘘、血崩带下，止消渴，除烦热，压丹石毒。以黄连末内之，取汁点赤暗眼，良。烂壳饮下，治反胃痰饮。又蚌粉治疳止痢，醋调傅痈肿。

龟肉

味咸、甘，平。一云酸，温。食之令人身轻不饥，益气资智，令人能食。酿酒，主风脚软弱并脱肛。溺主耳聋，又疗久嗽，断疟。甲止漏下赤白，破癥瘕，痎疟，五痔，阴蚀湿痒，瘫缓，四肢重弱，小儿囟不合，头疮难燥，女子阴疮，心腹痛，腰背酸疼，骨中寒热，伤寒劳复，或肌体寒热欲死。大有补阴之功。力猛兼去瘀血，续筋骨，治劳倦。盖龟乃阴中至阴之物，禀北方之气而生，故能补阴血亏。补心并效。

江豚

味咸，无毒。肉主飞尸蛊毒，瘴疟。肪摩恶疮。与海豚同。

蛙

味甘，寒，无毒。主小儿赤气，肌疮脐伤，止痛，气不足。取以五味腌炙，酒食之，良。

蛤蚧

咸，平，小毒。主久肺劳传尸，杀鬼邪，疗嗽，下淋通水道。

水母

味咸，无毒。主生气、妇人劳损血带、小儿风疾丹毒。

鲮鲤甲肉

主五邪惊啼悲伤，疗蚁瘘。

贝子

咸，平，有毒。主目翳、鬼疰蛊毒、腹痛下血、五癃，利水道，除寒热温疰，解肌散结热。一种紫贝，圆大，明目去热毒。

鼋肉

补虚。味似鼍。鼍肉主少气吸吸、足不立地。甲俱入药。

玳瑁

寒，无毒。主解百药毒。血可生饮。

海蛤

味苦、咸，平，无毒。主咳逆上气、喘息烦满、胸膈寒热，疗阴瘘。与文蛤、魁蛤用稍同。

虾蟆

辛，寒，有毒。主邪气，破癥坚血，痈肿阴疮。服之不患热病。肪可合玉。子、蝌蚪用胡桃肉皮和为泥，染髭发，不变。

鱼脍

乃诸鱼所作之脍。味甘，温，补。去冷气湿痹，除喉中气结、心下酸水、腹中伏梁、冷痃结癖、疝气，补腰脚，起阳道。鲫鱼脍主肠癖、水谷不调下利、小儿大人丹毒、风疹。鲤鱼脍主冷气块结在心腹，并宜蒜、薤食之。以菰菜为羹，谓之金羹玉脍，开胃口，利大小肠。以蔓菁煮，去腥。凡物，脑能消毒，所以食脍必鱼头羹也。近夜食不消，马鞭草汁能消之，饮水令成虫。病起食之令胃弱。不宜同乳酪食，令霍乱也。

又云：不可同蒜食。予昔寓苍梧，见一妇人患吞酸，诸药不效，一日食鱼脍遂愈。盖以辛辣有劫病之功也。凡脍，若鱼本佳者脍亦佳。

鱼鲊

诸鱼所作之鲊。不益脾胃，皆发疥。鲤鱼鲊忌青豆、赤豆，鲭鱼鲊忌胡荽、羊肉。鲊中有虾者、蜜瓶盛者，不可食。

上诸鱼，有毒、目有睫、目能开合、二目不同、逆腮、全腮、无腮、脑中白连珠、连鳞、白鬐、腹下丹字、形状异常者，并杀人。海产皆发霍，多食令吐利。凡中毒，以生芦根、马鞭草取汁，大豆、陈皮、大黄煮汁，并解之。

《素问》曰：鱼热中。

丹溪曰：鱼在水无一息之停，食之动火。

孟子曰"舍鱼而取熊掌"，良有以也。食者节焉。

味部八二十三种

盐

味咸，气寒，无毒。主杀鬼蛊邪疰毒气、下部䘌疮，吐胸中痰癖，止心腹卒痛，坚齿，止齿缝出血。中蜈蚣毒，化汤中洗沃之。又用接药入肾，利小便，明目，止风泪。多食伤肺喜咳，又令人失色肤黑，走血损筋。病嗽及水者宜禁之。一种戎盐，其用稍同。

酱

味酸、咸，气冷①利。除热，止烦满，杀百药、鱼肉、菜蕈及汤火、蛇虫等毒。纯豆者佳，豆、面合作及纯面者俱不及。面酱不宜煮鲫鱼，食之令人生喉疮。

醋

味酸，温，无毒。主消痈肿，敛咽疮，散水气，杀邪毒、一切鱼肉菜毒，治产后并金疮、伤损、血晕，下气除烦，破癥块坚积，妇人心痛血气，酸益血也。米造者良，谷气全也。多食损牙齿、筋骨、胃脏、颜色。治口疮，以醋渍黄柏皮，含之愈。此酸收之物，致病以渐。不宜和蛤食，不可不知。

川椒

味辛，气温、大热，有毒。主邪气咳逆，温中明目，逐骨节皮肤死肌，寒湿痹痛，下气，除六腑寒冷、伤寒温疟、大风汗不出、心腹冷气痛，除齿痛，壮阳，疗阴汗，缩小便，开腠理，通血脉，坚齿发，杀鬼疰蛊毒、虫鱼蛇毒。久服之头不白，轻身增年。多食令人乏气。凡用，须择去闭口者及目尽，微炒，令出汗，舂之，取红末用。目味苦、辛，有小毒。能行水，治水蛊。又治盗汗尤切，炒，为细末，以生猪上唇煎汤，调半钱匕，临睡服，效。

秦椒

味苦、辛，温，有毒。主风邪气，温中，除寒痹，坚齿发，明目，去云膜，女人月闭，产后恶血，久痢腹冷痛，利五脏。此椒味劣，不及川椒。一种野椒，采之炒鸡鸭之类，香美殊胜。

---

① 冷：原作"汁"，明本同，据《政和本草》"酱"条改。

一八九

胡椒

味辛，大温，无毒。属火而有金，性燥。主下气，去冷痰，温中，除脏腑风冷，止霍乱及冷痢，杀一切鱼、肉、鳖、蕈等毒。

丹溪云：胡椒性燥，辛辣快膈，人喜食之，大肠肺气脾胃积久成病。凡气痛而食之，愈是大祸也。

豆豉

味苦，寒，无毒。主伤寒头痛、瘴气恶毒、燥闷、虚劳喘吸、疟疾骨蒸，去心中懊恼，发汗，杀六畜毒及中毒药、蛊气。各处所造不一，蒲州尤佳。

蜜

味甘、平，无毒，微温。主心腹邪气，安五脏，益气补中，止痛解毒，除众疾，和百药，养脾气，明耳目，除心烦、饮食不下、肠澼、肌痛、口疮。有出崖石上者、树木上者、土中者、人养者，皆随地土人事所出不同，诸家辩论未的。要之，当以华为主。出野之中，华色良，毒甚杂，蜂必采，其粪秽方得成蜜，其间必有制伏之妙，不得而知。故夏冬为上，秋次之，春则易变而酸。闽广蜜极热，以其龙、荔、草、果、槟榔、华类热多，雪霜亦少故也。川蜜温，西南之蜜则凉矣。色白味甜，汁浓而砂，所以入药。忌葱、莴苣。

丹溪云：蜜喜入脾，食多之害必生于脾。东南地卑湿，禀气薄，土生火宜也。

砂糖

味甘，寒，无毒。性冷利。主心肺大肠热，和中助脾，杀蛊，解酒毒。多食损齿，发疳，心痛，生虫消肌，小儿尤忌。

同鲫鱼食，成痔虫。同笋食，笋不化成癥。同葵菜食，生流澼。

丹溪云：砂糖甘，属土，甘生湿，湿生胃中之火，所以损齿也。

饴糖

味甘，温，无毒，入足太阴经。有紫色湿软者，有白色枯硬者。主补虚乏，止渴消，去恶血，润肺，和脾胃。鱼骨鲠喉中及误吞钱环，服之出。中满不宜用。呕吐家忌之。仲景谓呕家不可用建中汤，以甘故也。糯与粟米作者佳，余不堪用。多食发脾风。

丹溪云：大发湿中之热。

芥辣

芥菜子研之作酱，香辛。通五脏。归鼻眼。又可藏冬瓜。

茴香

味辛，平，无毒。主破一切臭气，开胃下气，止呕吐霍乱，调中止痛，主脚气，膀胱冷气、肿痛，或连阴髀引入小腹不可忍，肾劳癞疝及恶毒肿痛。

莳萝

辛，温。杀鱼肉毒，健脾，腹冷食不消，霍逆肾气，小儿胀。

砂仁

味辛，温，无毒。主下气消食，脾胃气结，冷泻腹痛。

杏仁

味甘、苦，有小毒。主下气，润心肺，散风寒咳嗽，消心下急痛，散结润燥，通大肠秘。双仁、半生熟者勿食。忌粟米。

梅仁

味酸，无毒。能除烦热。

香油

冷，无毒。发冷疾，滑骨髓，发脏腑渴，困脾，下三焦热毒气，通大小肠，杀五黄及蛔心痛并一切虫。生则冷，熟则热。治饮食物，须逐日熬熟用之，经宿则动气，有齿牙脾胃疾者不可食。

丹溪曰：香油须炒芝麻取之，人食之美，不致病。若又煎炼食之，与火无异。予以芝麻大寒，炒而取油，其性仍冷，复经煎炼固热矣，未必至于无异于火。丹溪救时之弊，其忧深言切如此！

酒

辛，热，有毒。

海藏云：古人惟以麦造曲酿黍，已为辛热有毒，严戒如此。况今之酝者，加以乌头、巴豆、姜、桂之类大毒大热之药，以增其气味，益加辛热之余烈，岂不伤冲和、损精神、涸营卫、竭天癸、夭人寿耶！

江云：能行诸经而不止，与附子相同，味辛者能散，味苦者能下，味甘者居下而缓也。为导引可以通行一身之表至极高之分，若味淡者则利小便而速下也。

丹溪云：《本草》止言其热而有毒，不言其湿热，湿中发热，近于相火，大醉后振寒战栗者可见矣。

又云：酒性喜升，气必随之，痰郁于上，溺涩于下，肺受贼邪，金体大燥，恣饮寒凉，其热内郁，肺气得热，必大伤耗。其始也病浅，或呕吐，或自汗，或疮疥，或鼻齄，或自泄，或心脾痛，尚可散而出也。其久也病深，或为消渴，为内疽，为肺痿，为内痔，为鼓胀，为失明，为哮喘，为劳嗽，为癫痫，为难名之病，倘非具眼，未易处治，可不谨乎！

糟

味咸。温中消食，杀鱼腥，去菜毒，润皮肤，调脏腑。

茶

晚采粗者曰茗，味甘、苦，微寒，无毒。主瘘疮，利小便，去痰热渴，令人少睡。早采细者曰茶，主下气消食。已上《本草》所载，后代诸家及《茶经》《茶谱》《茶录》等书论悉备矣。近世人所用蒙山茶，性温治病，因以名显。其它曰宜兴茶、陆安茶、东白山茶、神华山茶、龙井茶、闽蜡茶、蜀苦茶、宝庆茶、庐山云雾茶，俱以味佳，得名品类。土产各有所宜，性味不能无少异。大抵茶能清热止渴，下气除痰，醒睡，消食解腻，清头目，利小便。热饮宜人，冷饮聚痰。久饮损人，去人脂，令人瘦。又尝闻一人好食烧鹅，日常不缺，医者谓其必生脾肺痈疽，后卒不病。访知此人，每夜必啜凉茶一碗解之故也。茶能解炙炒之毒，于此可见。

曲①

味甘，温。调中下气，开胃，化水谷，消宿食，主霍乱，心膈气痰，破癥结，去冷气，治赤白痢，治小儿腹坚大如盘，落胎，下鬼胎。六畜胀者，煮汁灌之愈。人反胃闷满②，效神于药。

---

① 曲：原作"面"，明本同，据卢本、精抄本改。
② 反胃闷满：原作"反闷满胃"，明本同，据卢本改。

酥

微寒，甘肥。补五脏，利大肠，主口疮。酪味甘、酸、寒，无毒。主热毒，止渴，解散发利，除胸中虚热，身面上热疮、肌疮。醍醐主风邪痹气，通润骨髓。乳腐润五脏，利大小便，益十二经脉。微动气。四种皆一物所造，牛乳、羊乳、马乳或各或合为之。四种之中，牛乳为上，羊次之，马又次之。而驴乳性冷，不堪入品矣。众乳之功，总不及人乳。昔张苍无齿，置乳妻十数人，每①食尽饱，后年八十余，尚为相，视事耳目精神过于少年，生子数人。颐养之妙也。

辣米

味辛辣，气大热，有毒。破气烧脾，发五痔痈疡，昏耳目，致浮肿虚恚。子榨油，味甘温，又愈百病。

上五味所以调和饮食，日用不可无者。《素问》曰："阴之所生，本在五味。人之五宫，伤在五味。"盖人之有生，赖乳哺水谷之养，而阴始成。乳哺水谷五味具焉，非阴之所生于五味乎？五味益五脏，过则伤焉。如甘喜入脾，过食甘则脾伤。苦喜入心，过食苦则心伤。咸喜入肾，过食咸则肾伤。酸喜入肝，过食酸则肝伤。辛喜入肺，过食辛则肺伤。非五宫之伤于五味乎？况酱醋之味，皆人为之，尤能伤人。故曰厚味发热。人若纵口腹之欲，饮②食无节，未有不致病而夭其天年者矣。故饭糗茹草不害虞舜，恶酒菲食不害夏禹，蔬食菜羹不害孔子。夫圣人尚如此，况其下者乎！所以然者，又在于养心，养心莫善于寡欲。欲者，饮食类也。饮食不可绝而可寡也，览者宜自

---

① 每：原作"无"，据卢本、精抄本、钱本改。
② 饮：原作"欲"，据卢本、彩绘本、钱本改。

得焉。

万治三年庚子仲春吉旦
二条通鹳屋町田原二左卫门刻

总 书 目

医　　经

内经博议

内经精要

医经津渡

灵枢提要

素问提要

素灵微蕴

难经直解

内经评文灵枢

内经评文素问

内经素问校证

灵素节要浅注

素问灵枢类纂约注

清儒《内经》校记五种

勿听子俗解八十一难经

黄帝内经素问详注直讲全集

基础理论

运气商

运气易览

医学寻源

医学阶梯

病机纂要

脏腑性鉴

校注病机赋

松菊堂医学溯源

脏腑证治图说人镜经

内经运气病释医学辨正

藏腑图书症治要言合璧

淑景堂改订注释寒热温平药性赋

伤寒金匮

伤寒考

伤寒大白

伤寒分经

伤寒正宗

伤寒寻源

伤寒折衷

伤寒经注

伤寒指归

伤寒指掌

伤寒点精

伤寒选录

伤寒绪论

伤寒源流

伤寒撮要

伤寒缵论

医宗承启

伤寒正医录

伤寒全生集

伤寒论证辨

伤寒论纲目

本　草

鼎刻京板太医院校正分类青囊药性赋　　济世碎金方

揣摩有得集

方　书

呕斋急应奇方

乾坤生意秘韫

医便

简易普济良方

卫生编

名方类证医书大全

袖珍方

南北经验医方大成

内外验方

新刊京本活人心法

仁术便览

古方汇精

临证综合

圣济总录

众妙仙方　　　　　　　　　　医级

李氏医鉴　　　　　　　　　　医悟

医方丛话　　　　　　　　　　丹台玉案

医方约说　　　　　　　　　　玉机辨症

医方便览　　　　　　　　　　古今医诗

乾坤生意　　　　　　　　　　本草权度

悬袖便方　　　　　　　　　　弄丸心法

救急易方　　　　　　　　　　医林绳墨

程氏释方　　　　　　　　　　医学碎金

集古良方　　　　　　　　　　医学粹精

摄生总论　　　　　　　　　　医宗备要

辨症良方　　　　　　　　　　医宗宝镜

卫生家宝方　　　　　　　　　医宗撮精

寿世简便集　　　　　　　　　医经小学

医方大成论　　　　　　　　　医垒元戎

医方考绳愆　　　　　　　　　医家四要

鸡峰普济方　　　　　　　　　证治要义

饲鹤亭集方　　　　　　　　　松厓医径

临证经验方　　　　　　　　　济众新编

思济堂方书　　　　　　　　　扁鹊心书

IV